O CICLO ORIGINAL

O ciclo original

Copyright © 2024 by Fernando Bastos
2ª edição: Abril 2024

Direitos reservados desta edição: CDG Edições e Publicações

O conteúdo desta obra é de total responsabilidade do autor
e não reflete necessariamente a opinião da editora.

Autor:
Fernando Bastos

Preparação de texto:
Fernanda Guerriero

Revisão:
Jacob Paes
3GB Consulting

Projeto gráfico:
Jéssica Wendy

Capa:
Dimitry Uziel

DADOS INTERNACIONAIS DE CATALOGAÇÃO NA PUBLICAÇÃO (CIP)

Bastos, Fernando
  O ciclo original : como nossa intervenção no planeta gerou um descompasso evolutivo que nos adoeceu e o que fazer para resgatar a saúde e o equilíbrio perdidos / Fernando Bastos. — Porto Alegre : Citadel, 2024.
  304 p.

Bibliografia
ISBN 978-65-5047-277-1

1. Saúde 2. Bem-estar 3. Homem - Efeito do meio ambiente 4. Alimentação I. Título

23-6437   CDD - 613.1

Angélica Ilacqua - Bibliotecária - CRB-8/7057

Produção editorial e distribuição:

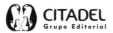

contato@citadel.com.br
www.citadel.com.br

Dr. FERNANDO BASTOS

O CICLO ORIGINAL

Como nossa intervenção no planeta gerou um descompasso evolutivo que nos adoeceu e o que fazer para resgatar a saúde e o equilíbrio perdidos

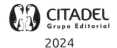

2024

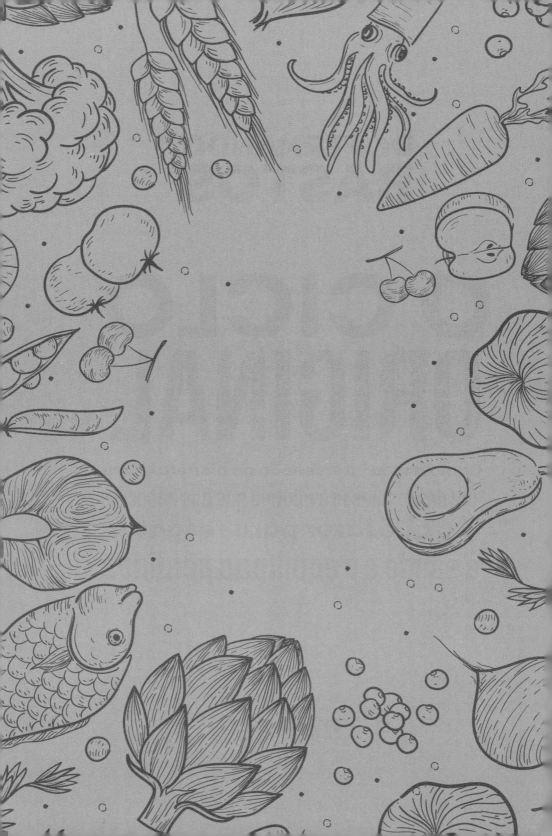

SUMÁRIO

Agradecimentos — 9

Apresentação — 11

Prefácio — 15

Introdução – A teoria do descompasso evolutivo — 19

PARTE I – ALIMENTAÇÃO — 27

Capítulo 1 – A origem da espécie: uma breve história da evolução humana — 29

Capítulo 2 – A Teoria do Tecido Caro — 35

Capítulo 3 – O domínio das chamas: um marco impressionante na nossa herança evolutiva — 41

Capítulo 4 – Da dieta original ao banquete da modernidade: uma viagem gastronômica — 47

Capítulo 5 – A riqueza dos alimentos de origem animal: um oásis nutricional — 53

Capítulo 6 – A grande virada: como as Revoluções Agrícola e Industrial impactaram o curso da nossa história — 67

Capítulo 7 – Decifrando nosso grande equívoco — 79

Capítulo 8 – Mudamos o mundo — 83

Capítulo 9 – Não temos fome, mas excesso de alimentos pobres — 89

Capítulo 10 – Fontes de energia — 95

Capítulo 11 – A indústria do vício — 101

Capítulo 12 – Jejum — 113

Capítulo 13 – Reduzindo a ingestão de grãos e sementes:
uma perspectiva ancestral 127

Capítulo 14 – Desvendando o mito das gorduras:
vilãs ou heroínas? 139

Capítulo 15 – Gorduras naturais vs. Gorduras industriais:
compreendendo a inflamação e a aterosclerose 147

PARTE II – ATIVIDADE FÍSICA — 155

Capítulo 16 – Atividade física é remédio 157

PARTE III – SONO — 175

Capítulo 17 – Sono: um pilar fundamental da saúde humana 177

Capítulo 18 – Alcançando um sono reparador:
estratégias e práticas eficazes 187

PARTE IV – MEIO AMBIENTE E REDUÇÃO DOS DANOS — 197

Capítulo 19 – Interferências no ambiente:
como deixamos de ser vítimas para nos tornarmos
agressores do planeta em que vivemos 199

Capítulo 20 – Controle de danos: a revolução começa por você ... 213

Capítulo 21 – O papel da suplementação na era contemporânea ... 219

PARTE V – ESTRESSE E FORMAS DE CONTROLE — 235

Capítulo 22 – Evolução do estresse: da era primitiva
à modernidade, e as consequências para a saúde 237

CONCLUSÃO 253

Capítulo 23 – As cinco casas 255

Capítulo 24 – Plano de ação: a viagem moderna
ao ciclo original – sua jornada para uma vida plena e vibrante 261

REFERÊNCIAS 279

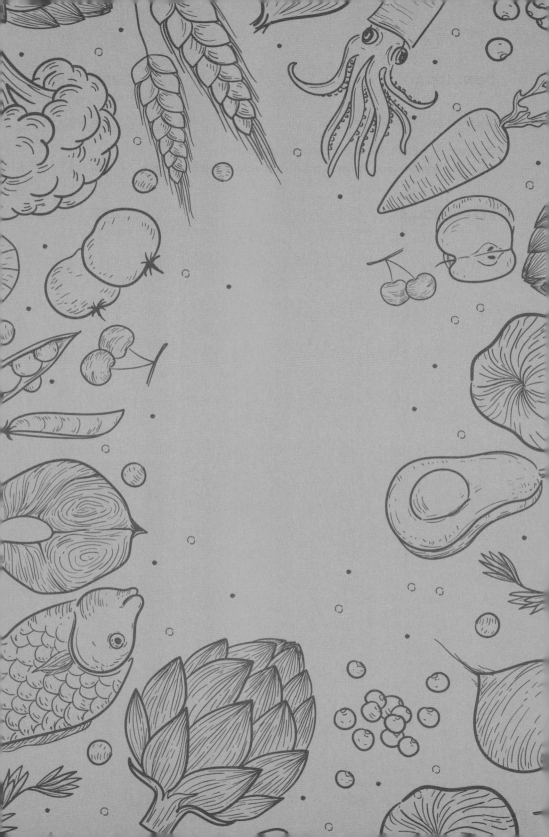

AGRADECIMENTOS

Em primeiro lugar, gostaria de expressar minha mais profunda gratidão às minhas queridas filhas, Martina e Livia. Vocês são a razão pela qual eu busco incessantemente um mundo mais justo e saudável para todos. Vossos sorrisos e alegria são a força que me impulsiona a perseguir meus sonhos e ideais.

À minha amada esposa, Tiana, meu mais sincero agradecimento por estar sempre ao meu lado, oferecendo apoio e incentivo em cada etapa dessa jornada. Sua parceria e compreensão são fundamentais para que eu possa seguir em frente, superando obstáculos e alcançando objetivos.

Não poderia deixar de agradecer à minha mãe, fonte inesgotável de amor e inspiração. Obrigado por me ensinar a importância de compartilhar o conhecimento e expandir os horizontes. Sua dedicação e sabedoria são pilares essenciais na construção do meu caráter e valores.

Além disso, não posso deixar de prestar uma homenagem especial ao meu pai, meu melhor amigo, que infelizmente nos deixou de forma tão precoce. Nos trinta anos que tivemos o privilégio de compartilhar, ele me ensinou a valorizar todas as nuances da vida e, acima de tudo, o verdadeiro significado do amor. Seu legado e ensinamentos permanecem vivos em mim, guiando-me a cada passo que dou. Pai, sua memória é uma fonte constante de força e inspiração, e eu sou eternamente grato por tudo o que você me proporcionou.

Enfim, agradeço a todos que, de alguma forma, contribuíram para que este livro se tornasse realidade. Cada um de vocês faz parte dessa conquista, e é uma honra poder compartilhá-la com pessoas tão especiais e importantes em minha vida.

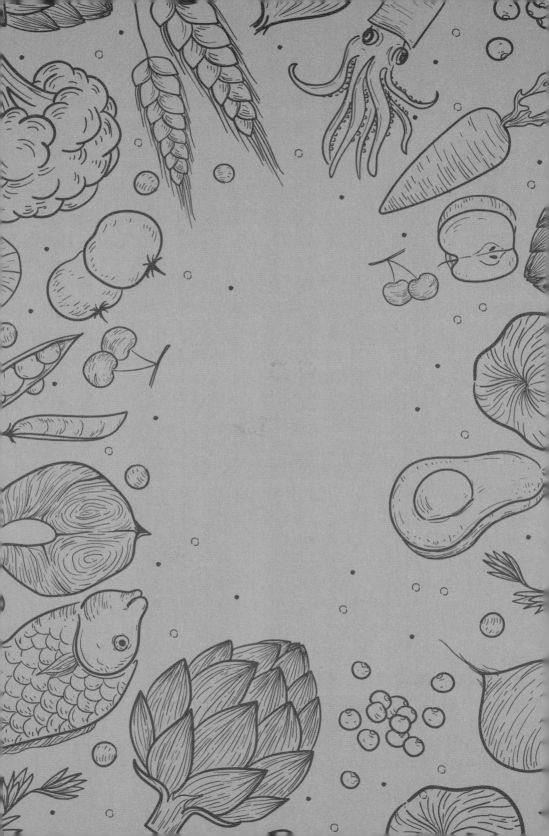

APRESENTAÇÃO

É com grande entusiasmo e admiração que apresento *O ciclo original*, uma obra audaciosa e esclarecedora escrita pelo estimado amigo Dr. Fernando Bastos, um urologista visionário que transcendeu os limites da medicina convencional para explorar as profundezas da nutrição, evolução humana e prevenção de doenças.

Em um mundo no qual a saúde muitas vezes é ofuscada pelos interesses da indústria alimentícia e farmacêutica, Fernando surge como uma voz corajosa, desafiando dogmas e iluminando verdades muitas vezes ignoradas.

Impulsionado por uma sede insaciável de conhecimento, Fernando está sempre se esforçando para adquirir as informações mais recentes e relevantes, aplicando-as de forma exemplar no cuidado de seus pacientes. Ele acredita firmemente que o conhecimento é a chave para uma transformação positiva na vida e na saúde das pessoas.

Ele não apenas fala, mas vive intensamente os princípios que defende, buscando um estilo de vida biologicamente compatível não só para si, mas também para sua família, sendo um marido e pai atencioso e dedicado, preocupado com o futuro das gerações.

A obra se desdobra em várias partes, abrangendo desde a nutrição evolutiva até o impacto do exercício físico na saúde mental, oferecendo um panorama abrangente e integrado da saúde humana.

Nas palavras de Friedrich Nietzsche, "por vezes as pessoas não querem enxergar a verdade por medo de que suas ilusões sejam destruídas". Este livro é um convite para romper com as ilusões, encarar as verdades muitas vezes desconfortáveis e abraçar um caminho de saúde e bem-estar genuíno e holístico.

O ciclo original não é apenas um livro; é um manifesto, um guia e um chamado à ação para todos que buscam uma vida mais saudável e autêntica. Convido todos a mergulharem nesta leitura transformadora e se juntar ao Fernando nesta jornada de descoberta e transformação.

– Dr. Victor Sorrentino

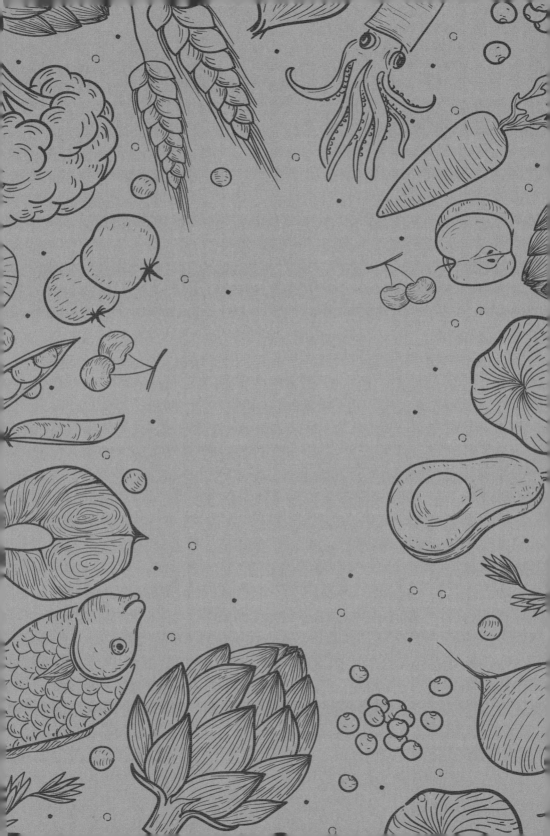

PREFÁCIO

Pela primeira vez na história da humanidade, nossos filhos e netos viverão menos do que nós. Mas onde foi que erramos? Por que estamos sofrendo a maior epidemia de doenças crônicas de todos os tempos? A busca incessante e desenfreada pelo conforto tem seu preço. A verdade é que nossa biologia não acompanhou nossa evolução cultural.

No livro *O ciclo original*, uma instigante e curiosa jornada histórica de três milhões de anos, o médico Fernando Bastos nos ajuda a entender como nos tornamos "alienígenas" no próprio planeta. Para isso, o autor quebra uma série de mitos sobre saúde, sempre embasado na literatura científica mais atual.

O autor começa explorando e analisando criticamente a alimentação dos nossos ancestrais. Você já se perguntou por que gostamos tanto de um bom churrasco? O capítulo "O domínio das chamas" tem a resposta!

Caminhando pelas páginas, encontramos uma análise da "grande virada" da nossa história alimentar, momento em que o autor nos mostra como nossa espécie derrapou nutricionalmente, sendo esse, hoje, o fator responsável pela maior causa de doenças crônicas no mundo!

Nesta obra aprendemos que a atividade física não serve apenas para nos fazer suar. No livro, você descobrirá – sempre com embasamentos científicos sólidos – que, na verdade, exercícios são remédios maravilhosos para todos os nossos sistemas, especialmente o cerebral – o que me interessa particularmente, dada a minha atuação em neurologia.

E depois de toda essa atividade, o autor chama atenção sobre a importância de uma boa noite de sono. Segundo ele, dormir bem é uma arte perdida, e aqui há informações valiosas para alcançar o descanso verdadeiramente reparador.

Estresse e controle de danos completam nosso percurso, mostrando que os desafios da vida moderna também têm soluções oriundas da era antiga.

Em *O ciclo original*, Dr. Fernando Bastos conduz um passeio encantador, unindo o antigo ao moderno, o científico ao prático; fazendo uma profunda imersão na maneira como nossos corpos e mentes funcionam e como podem funcionar melhor. Uma leitura obrigatória, deliciosa e edificante que nos convida a retornar ao nosso ciclo original de vida, saúde e bem-estar.

Boa leitura!

– **Dr. Pedro Schestatsky**
Neurologista e autor do best-seller *Medicina do Amanhã*

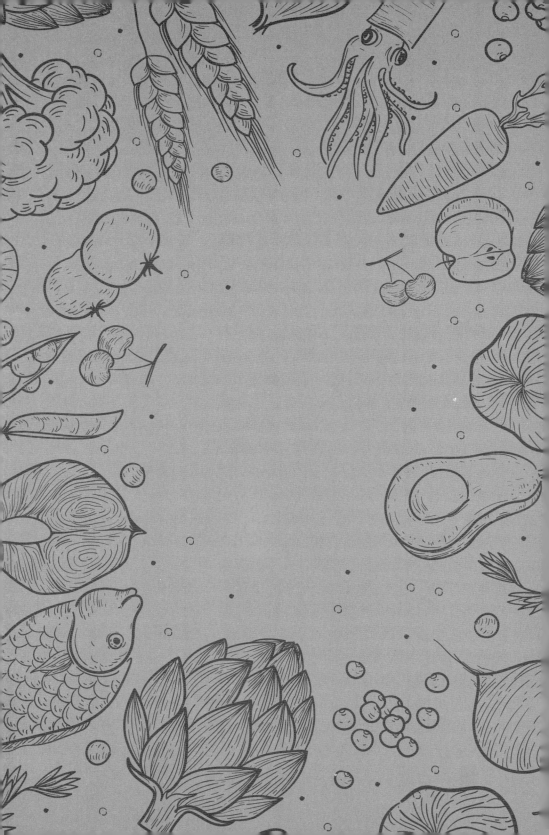

INTRODUÇÃO

A TEORIA DO DESCOMPASSO EVOLUTIVO

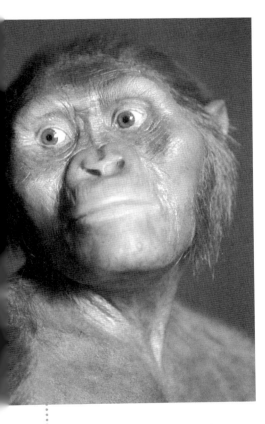

Como e por que demoramos milênios para formar o nosso metabolismo

Lucy. Por muitos anos, ela foi considerada o fóssil de hominídeo mais antigo do mundo, descoberto por volta de quatro décadas atrás. De lá para cá, outros tantos foram encontrados. Isso tudo não só reforçou os estudos sobre a história humana: atestou também que durante mais de três milhões de anos o ser humano foi evoluindo de forma lenta e gradual.

Esta foto de arquivo de 14 de agosto de 2007 mostra um modelo tridimensional do ancestral humano primitivo *Australopithecus afarensis* conhecido como Lucy, em exibição no Museu de Ciências Naturais de Houston. É uma estimativa científica de como Lucy poderia ter sido em vida (AP Photo/Pat Sullivan).

Fonte: CHANG, Alice. Did fall from tree kill famous human ancestor Lucy? *The Seattle Times*, 29 ago. 2016. Disponível em: https://www.seattletimes.com/seattle-news/science/did-fall-from-tree-kill-famous-human-ancestor-lucy/. Acesso em: 1 set. 2023.

Durante todo esse tempo, nossa fisiologia e nosso metabolismo sofreram profundas transformações até chegarmos ao que somos hoje. Nos tornamos cada vez mais inteligentes, com o cérebro cada vez maior, e nos diferenciamos das outras espécies por uma série de fatores; mas, de forma especial, nos destacamos porque deixamos de nos alimentar primordialmente de frutas e vegetais e passamos a nos nutrir com uma dieta biologicamente mais rica e densa, com base em alimentos de origem animal. Ou seja, com o passar do tempo incluímos a carne em nossos hábitos alimentares.

Interessante perceber que, se por um lado não desenvolvemos garras e dentes afiados como os felinos ou outras espécies selvagens capazes de caçar suas presas para sobrevivência, por outro nosso cérebro se tornou bem mais desenvolvido e engenhoso. Ao passo que nosso intestino grosso não, especialmente quando comparado a outros animais, como os chimpanzés e os gorilas, que têm sistemas digestórios mais complexos para suportar uma dieta que tem na sua base alimentos de origem vegetal.

Os seres humanos, em sua origem, foram caçadores-coletores, e a sobrevivência da nossa espécie foi garantida, entre outras coisas, pela ingestão de carne, cujo valor biológico é bastante alto, o suficiente para assegurar todas as nossas funções vitais. Antes de partirem para a caça da fonte de energia que propiciaria mais força e vitalidade, com o tempo nossos ancestrais – de cérebro menor e intestinos mais proeminentes, indicando que viviam de modo muito similar aos primatas – perceberam que para saciar-se, em vez de ingerirem grandes quantidades de folhas, raízes e frutos, bastava uma porção menor, mas de carnes e vísceras. E quanto às fontes de nutrientes vegetais, estas se tornaram meramente complementares, uma vez que a porção nutricional obtida das plantas não era mais a principal fonte energética.

Foi assim que nosso corpo como o conhecemos hoje foi sendo constituído, e de forma particular nosso cérebro, que foi aumentando em proporção e capacidade cognitiva graças a uma alimentação rica em alimentos de origem animal, a qual podemos chamar de dieta original, ou seja, a dieta de nossas origens.

Os grandes intestinos grossos, prontos para digerir quilos e quilos de folhas e caules, num longo processo digestório para nos manter vivos, acabaram se tornando característicos apenas em outras espécies primitivas. Com isso, a desvantagem de não termos unhas afiadas, grandes presas nas mandíbulas, além de alta velocidade e força (como ocorre em muitas outras espécies animais), fez com que evoluíssemos no reino animal ao criarmos mecanismos inteligentes de sobrevivência do ponto de vista tecnológico. Passamos a manipular o fogo; criamos ferramentas e, inclusive, armas.

Logo, com o passar dos milênios, de caçadores-coletores nos transformamos em agricultores sedentários. Isso a partir da Primeira Revolução Agrícola (em torno de dez mil anos a.C.). Deixamos de correr atrás da nossa comida, abandonando a vida nômade e, assim, tendo mais segurança ao diminuir a exposição a outros predadores, além de conforto com relação às intempéries, já que foi possível estabelecer base fixa em determinados locais para viver, onde a terra fosse fértil e houvesse água potável. O ser humano se firmou nas margens dos rios; não à toa, as primeiras civilizações estavam na região chamada Mesopotâmia (do grego *meso*: "no meio"; e *potamos*: "rio" – a região "entre rios"). Isso fez com que nos tornássemos menos ativos e mais numerosos. O pilar da alimentação se modificou, e de repente as carnes, que eram a fonte alimentar principal, foram substituídas por vegetais, trigo e grãos oriundos do cultivo agrícola. A partir daí, a nossa pirâmide alimentar, que era a do caçador-coletor e cujo complemento era composto de folhas, frutas e nozes, foi sofrendo uma inversão.

Com o passar dos anos, evoluímos psicológica, estrutural e socialmente. Novos grupos sociais surgiram, outros desapareceram. A pedra lascada foi substituída pela lança de cobre; depois o ferro, seguido do aço, que tornou a luta pela sobrevivência menos selvagem. De caçadores a soldados, de guerreiros a comerciantes, de primitivos a homens da cidade. Se a nossa fisiologia pouco mudou em relação aos primeiros sedentários às beiras dos rios da Mesopotâmia para cá, não se pode dizer o mesmo da cultura alimentar, que foi transformada por completo. E isso ocorreu assustadoramente rápido. Enquanto cidades e populações aumentavam, a demanda por alimentos cada vez mais calóricos também se tornou uma realidade.

Ocorreram, de forma particular desde o pós-guerra (meados da década de 1940), mudanças estruturais na forma como produzimos e consumimos nossos alimentos, com base nos desafios enfrentados para suprir a alta demanda por comida e a escassez de recursos no planeta. Desde então, evoluímos tecnológica e culturalmente, atingimos um inédito patamar de facilidade e conforto, e encontramos na alimentação industrializada uma nova fonte de prazer e lazer, elementos que se tornaram palavras de ordem e sinônimo de qualidade de vida.

Contudo, os alimentos ultraprocessados, industrializados, ricos em farinhas e açúcares e com alto valor calórico e energético foram ocupando todo o espaço da nossa pirâmide alimentar. Sem falar de óleos de sementes, que, como você verá mais adiante, são maléficos ao corpo. Ao longo dos últimos séculos, a cultura do sedentarismo, impulsionada pela modernidade, chegou a níveis extremos e, aliada a uma alimentação cada vez mais artificial, nos fez entrar numa tempestade perfeita de casos de obesidade, algo que nunca existiu de forma tão comum como hoje. Para se ter uma ideia, os obesos mórbidos, durante a Idade Média, eram tão raros que se tornavam atração em circo. E a conta não para por aí. Além da obesidade, surgiram as doenças coronárias, as degenerativas, as autoimunes – todas associadas ao estresse da vida moderna.

Eis o descompasso evolutivo. Mudamos de forma muito brusca, muito rápida para que nosso organismo conseguisse se adaptar. Apesar de todo o desenvolvimento cognitivo e de toda a conquista de conhecimento, a medicina atual se revelou aficionada por tratamentos em vez de buscar dissecar a causa para evitar que a doença aconteça. Infelizmente, ela parece ter virado as costas para os exemplos do passado e de como boas práticas ancestrais podem ainda hoje auxiliar na prevenção de males crônicos.

Embora sejamos fruto do processo evolutivo, com o passar dos anos e das facilidades da vida moderna nossa saúde regrediu. Esquecemos o que nos dava energia e nos mantinha vivos em poucas quantidades, e passamos a ingerir cada dia mais alimentos com baixo valor nutritivo, que nos engordam, nos viciam e nos deixam à mercê de contínuos processos inflamatórios; afinal, nosso organismo não foi adaptado para essa industrialização alimentar.

Juntemos a isso uma verdadeira cruzada contra o consumo de carne, algo que foi fundamental para nosso desenvolvimento enquanto espécie. Evoluímos em tantos aspectos, mas nosso corpo hoje padece de uma série de reflexos por causa de uma alimentação distante daquela que nos fez chegar até aqui. É como se estivéssemos negando nossa natureza em nome de uma pretensa saudabilidade. Valoriza-se, por exemplo, o veganismo, mas não se enxergam os malefícios que uma dieta baseada em grãos e vegetais transgênicos pode trazer em longo prazo para o corpo, pois ignoram-se os altos níveis de agrotóxicos e outras toxinas presentes nessa categoria de alimentos. É preciso relembrar sempre: somos caçadores-coletores! Não evoluímos comendo apenas raízes.

Em suma, se há tanta saudabilidade e busca frenética por uma ideia de qualidade de vida, por que ainda adoecemos? Por que não podemos envelhecer melhor? Por que negar o passado que nos fez evoluir? Por que buscar um caminho que só tem trazido involução?

Ao longo desta obra, você verá que, a partir do momento em que "levarmos" nosso organismo de volta para o ambiente onde ele foi elaborado, no qual se desenvolveu, ele pode de fato chegar a um equilíbrio natural. Como bônus, teremos ainda o emagrecimento, o fim dos processos inflamatórios e a conquista de uma vida saudável de verdade.

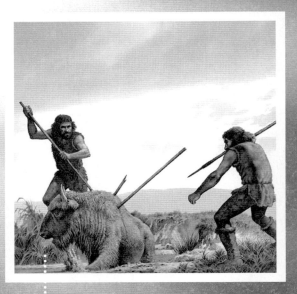

O Homem de Neandertal habitou a Europa e o Leste Asiático há 200 mil anos, vivendo em cavernas. Afirma-se que a sua origem foi na Península Ibérica. Eles comiam o que caçavam e colhiam. Para caçar, usavam ferramentas que eles próprios fabricavam (Ilustração: Raúl Martin).

Fonte: DISCUSS the benefits of the discovery of fire to early man. *Atika School*, 30 abr. 2019. Disponível em: https://www.atikaschool.org/histogovqans/discuss-the-benefits-of-the-discovery-of-fire-to-early-man. Acesso em: 1 set. 2023.

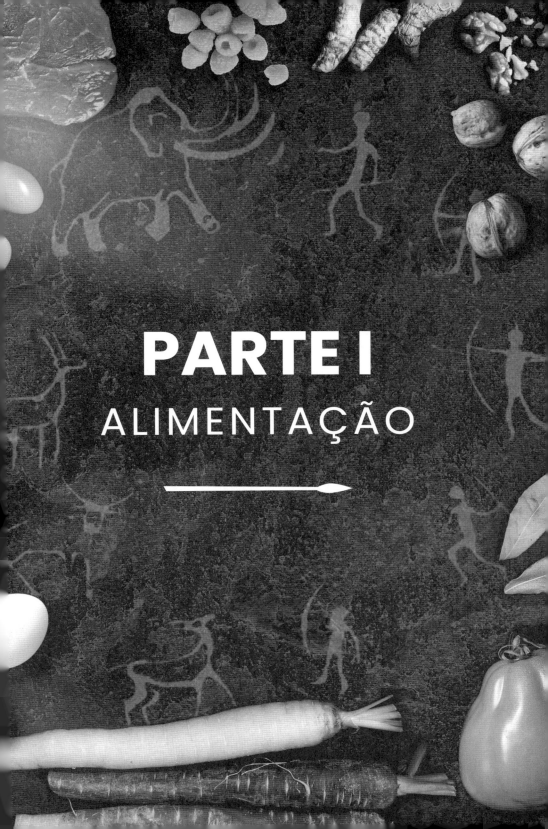
PARTE I
ALIMENTAÇÃO

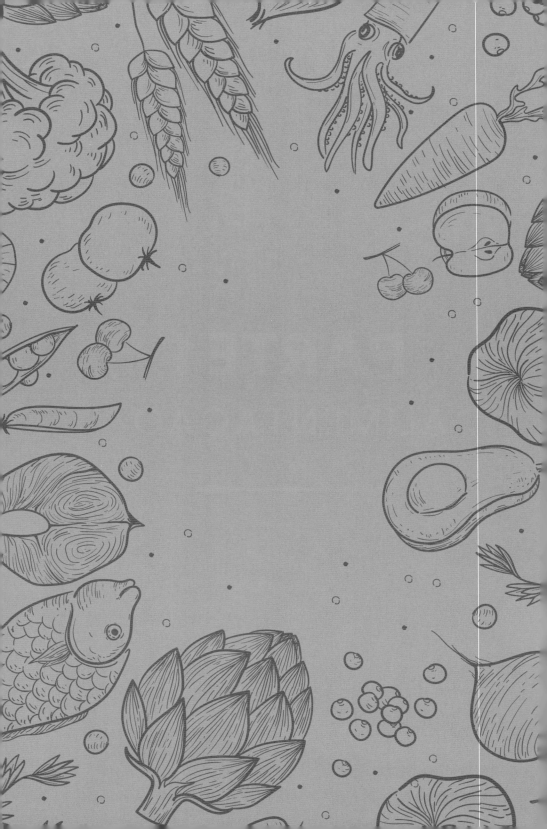

CAPÍTULO 1

A ORIGEM DA ESPÉCIE: UMA BREVE HISTÓRIA DA EVOLUÇÃO HUMANA

Nossa trajetória como espécie, que remonta a três milhões de anos, é uma saga grandiosa – uma imersão profunda na complexidade e riqueza da evolução humana, da qual ainda somos apenas aprendizes. Nós, *Homo sapiens*, constituímos um frágil elo na cadeia do tempo, em cujo extremo jaz um ancestral comum ainda misterioso, que nos liga aos nossos primos primatas[1].

Deslizando do dossel das árvores para a planície da savana, adotamos o andar ereto – uma transição que transformou não apenas a curvatura de nossas costas, mas também o contorno de nossa cabeça e abdômen. Esse é um período marcado pela dramática expansão do nosso cérebro, que saltou para três vezes o tamanho que tinha antes, e pela enxuta remodelação dos nossos intestinos, que não mais necessitavam fermentar quilos de folhas para nos manter vivos[2].

No princípio, éramos muito semelhantes aos outros primatas, mas as mudanças graduais e persistentes em nossos hábitos ao longo de incontáveis gerações pavimentaram o caminho para nossa evolução. Nenhuma transformação foi tão significativa, contudo, quanto a revolução em nossa dieta[3].

Por milênios a fio, nossos antigos ancestrais hominídeos se alimentaram primordialmente de vegetais. A digestão de tal quantidade de matéria vegetal exigia um intestino maior do que o que temos hoje, capaz de fermentar e digerir todo o alimento consumido. Entretanto, esse esforço hercúleo resultava em um ganho modesto, gerando apenas energia o suficiente para manter as atividades cotidianas de coletar alimento, reproduzir-se e proteger o grupo. A rotina era marcada por ações repetitivas e exigia muito pouco do cérebro, cuja função principal era manter o organismo em funcionamento[4].

Não sabemos bem por que nossos ancestrais começaram a consumir proteína animal, mas uma das hipóteses mais aceitas sugere uma grande mudança climática ocorrida há cerca de 2,5 milhões de anos na África. Durante esse período, uma severa seca devastou a região, causando uma grave escassez de alimentos vegetais. Nesse cenário adverso, os hominídeos foram forçados a explorar novas fontes de alimento, e acredita-se que começaram a apresentar comportamento carniceiro, alimentando-se dos restos das presas de outros animais, sobretudo do cérebro e da medula óssea – partes bem preservadas e menos propensas à deterioração[5].

As sobras da carnificina, ricas em vitaminas e minerais, forneceram os ingredientes necessários para desencadear um processo de expansão cerebral nos hominídeos. A gordura presente na carne, importante na produção de neurotransmissores, potencializou a comunicação entre as células cerebrais, contribuindo para um aumento expressivo de nossa capacidade cognitiva e para o desenvolvimento de habilidades sofisticadas, como a produção de ferramentas e a fala, pilares fundamentais para a evolução da humanidade[6].

A mudança na dieta foi essencial para o progresso da espécie. A carne, além de ser uma fonte mais concentrada e completa de nutrientes do que a obtida na dieta anterior, era mais fácil de ser conservada e armazenada do que os alimentos vegetais. Isso permitiu aos hominídeos se expandirem para outras regiões, iniciando uma verdadeira revolução. Hoje, graças a diversos métodos científicos, sabemos exatamente as diferenças no teor nutricional entre uma porção de vegetais e uma de carne, bem como os efeitos de uma dieta baseada em proteína animal em nossa saúde. No entanto, naquela época, o valor nutricional da carne era evidenciado por seus benefícios na evolução genética do ser humano[7].

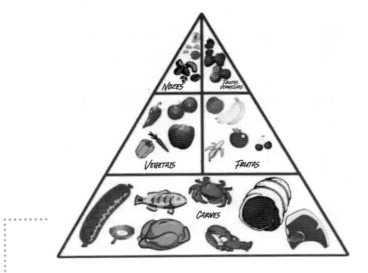

Pirâmide alimentar original.
Fonte: ANCESTRAL Diet 101: What Is it and the Science Behind Why it Works. 7 jan. 2022. Disponível em: https://blog.stevespaleogoods.com/paleo-diet-nutrition/ancestral-diet-101-what-is-it-and-the-science-behind-why-it-works/. Acesso em: 1 set. 2023.

Nosso desenvolvimento, assim como o dos demais seres vivos, é influenciado por mudanças ambientais e dietéticas. A adaptação ao meio é um fator decisivo para a sobrevivência e prosperidade de uma espécie. No entanto, essa adaptação leva tempo, muito tempo. Os organismos são selecionados pela natureza, e as pequenas variações genéticas que surgem a cada geração são determinantes para quem sobrevive e prospera, e quem sucumbe ao meio – a essência da "seleção natural", tal como descreveu Charles Darwin[8].

Ao contrário da maioria das espécies, porém, nós – humanos – começamos a alterar nosso ambiente de maneira significativa. Demonstramos uma grande capacidade de adaptação ao longo da história. Nossa resiliência em face das adversidades ambientais foi o que nos permitiu prosperar. Deixamos de ser meros espectadores sujeitos às mudanças impostas pelo meio ambiente para nos tornar agentes de sua transformação. No entanto, a velocidade dessas mudanças tem ultrapassado a capacidade de nosso organismo acompanhar o processo evolutivo de nossa inteligência, levando ao que se chama de descompasso evolutivo. Compreender esse fenômeno é crucial para entender como nossos hábitos modernos desencadearam o surgimento de doenças desconhecidas de nossos ancestrais[9].

PARA NÃO ESQUECER:

1 Nossa evolução como espécie é uma história complexa e grandiosa, conectando-nos a um ancestral comum misterioso e destacando nosso lugar na cadeia do tempo.

2 A transição para o andar ereto e o crescimento do cérebro tiveram um profundo impacto em nossa evolução, em termos não só físicos, mas também de capacidade cognitiva.

3 A revolução em nossa dieta, que incluiu a adoção de proteína animal, desempenhou um papel crucial na evolução da nossa espécie, contribuindo com a sua expansão para outras regiões.

4 Mudanças ambientais e dietéticas moldaram nosso desenvolvimento e sobrevivência, destacando a importância da adaptação ao meio.

5 O descompasso evolutivo entre nossos hábitos modernos e nossa adaptação biológica apresenta desafios significativos para a saúde da humanidade e destaca o quão necessário é entender essa trajetória evolutiva para enfrentar os presentes desafios.

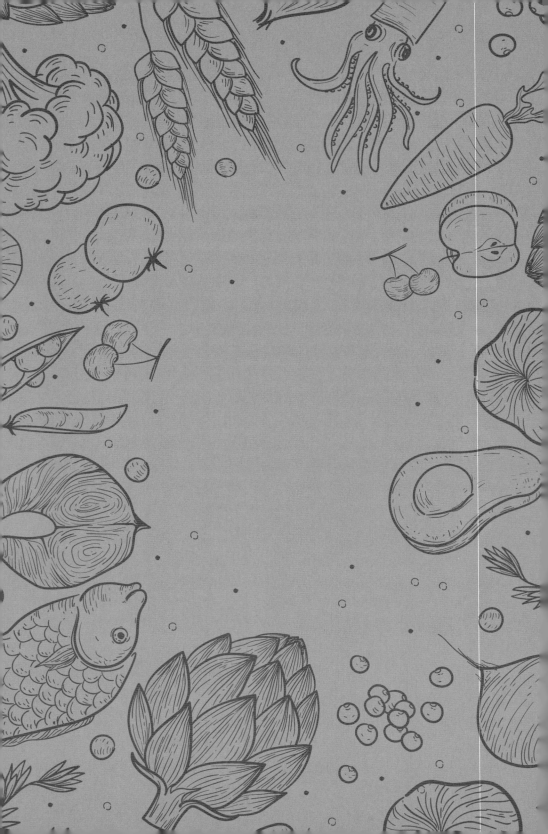

CAPÍTULO 2

A TEORIA DO TECIDO CARO

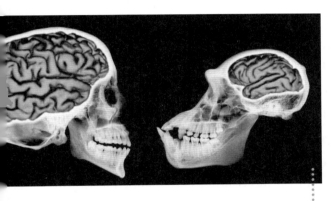

Cérebros humanos modernos (à esquerda) são mais de três vezes maiores que os de nossos parentes mais próximos, os chimpanzés (à direita). Crédito: Andrew Du, UChicago.

Fonte: O TAMANHO do cérebro dos ancestrais humanos evoluiu gradualmente ao longo de 3 milhões de anos. *NetNature*, 26 nov. 2018. Disponível em: https://netnature.wordpress.com/2018/11/26/o-tamanho-do-cerebro-dos-ancestrais-humanos-evoluiu-gradualmente-ao-longo-de-3-milhoes-de-anos-comentado/. Acesso em: 1 set. 2023.

É imperativo reconhecer o extraordinário processo evolutivo que catapultou nossos antepassados, os hominídeos, ao posto de predadores supremos. Antes, éramos meros habitantes das copas das árvores, contudo a evolução nos brindou com um raciocínio aguçado que revolucionou nosso relacionamento com essas mesmas árvores. Passamos a escalar suas alturas para observar a caça e fugir de predadores mais fortes, além de, ainda mais espantosamente, derrubá-las para utilizar seus troncos e galhos na confecção de ferramentas. Nós nos transformamos em estrategistas habilidosos, capazes de derrubar presas de grandes proporções, reconhecer marcos para facilitar a orientação geográfica e expressar desejos e sensações. Tais habilidades foram fruto de uma profunda mudança no gasto energético do corpo humano, decorrente da introdução da proteína animal em nossa dieta[1].

O aumento no tamanho do cérebro humano é um dos eventos mais notáveis da nossa evolução. Existem inúmeras teorias que tentam elucidar o porquê de tal crescimento e os fatores que propiciaram esse processo evolutivo. Entre tais teorias, encontra-se a Teoria do Tecido Caro, proposta em 1995 pelos antropólogos Leslie Aiello e Peter Wheeler[1], que buscam explicar como a ingestão de alimentos ricos em nutrientes, especialmente a carne, possibilitou uma mudança radical na distribuição da energia corporal. Os nutrientes fornecidos pela proteína animal permitiram a nossos ancestrais alocar mais energia para o desenvolvimento cerebral, em vez de gastá-la na digestão de alimentos menos nutritivos. Como resultado dessa inversão, o cérebro humano triplicou de tamanho, enquanto o intestino grosso, menos necessário para a digestão de tais alimentos, diminuiu de tamanho[1,2].

O cérebro humano cresceu e o intestino grosso diminuiu durante a nossa evolução.

Fonte: Adaptado de SALADINO, Paul. *The Carnivore Code: Unlocking the Secrets to Optimal Health by Returning to Our Ancestral Diet.* Nova York: Harvest Publications, 2020.

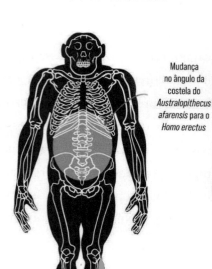
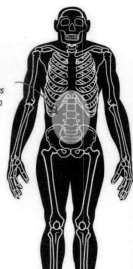

Mudança no ângulo da costela do *Australopithecus afarensis* para o *Homo erectus*

Aiello e Wheeler defendem que ocorreu uma troca evolutiva entre o tamanho do cérebro e o tamanho do trato gastrointestinal, considerado um tecido "caro" em termos de energia[1]. Esse tecido é denominado "caro" porque requer uma quantidade significativa de energia para digestão, absorção e processamento de nutrientes. Em contrapartida, o cérebro humano é altamente energívoro, consumindo cerca de 20% das calorias ingeridas todos os dias pelo corpo humano. Os primeiros humanos, então, teriam encontrado uma forma de economizar energia no trato gastrointestinal para alocar mais recursos para o cérebro[2].

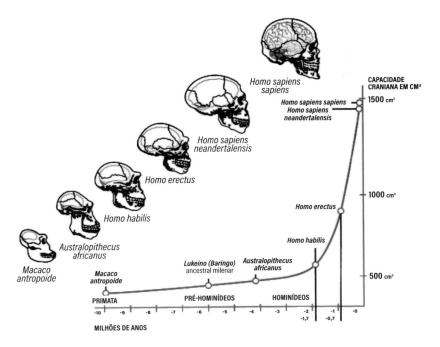

Evolução no tamanho do cérebro humano e relação com outras espécies.

Fonte: Fisiologia da linguagem e a evolução do encéfalo. *NetNature*, 1 jun. 2011. Disponível em: https://netnature.wordpress.com/2011/06/01/fisiologia-da-linguagem-e-a-evolucao-do-encefalo-especial-do-mes/. Acesso em: 1 set. 2023.

A habilidade de cozinhar alimentos, segundo a Teoria do Tecido Caro, foi um marco evolutivo que permitiu uma economia de energia significativa no trato gastrointestinal. A digestão de alimentos cozidos é mais eficiente e permite que mais energia seja extraída deles. Isso liberou recursos para o cérebro, possibilitando a diminuição do trato gastrointestinal[3].

A Teoria do Tecido Caro é uma entre várias hipóteses que buscam explicar o aumento do tamanho do cérebro humano em relação aos outros primatas. Apesar de gerar debates na comunidade científica, ela continua sendo uma das explicações mais populares para essa mudança ao longo da evolução[4].

O cérebro humano, sendo o órgão mais ativo do corpo, demanda uma grande quantidade de energia para seu funcionamento. Logo, o consumo de carne e outros alimentos nutritivos forneceu a energia necessária para o crescimento e desenvolvimento de nosso cérebro[5].

Além disso, as primeiras ferramentas criadas pelo homem eram destinadas ao abate de animais, feitas de pedras lascadas e galhos. Com o tempo, elas também foram usadas para cortar a carne – que era consumida crua, pois o homem só aprendeu a manipular o fogo e cozinhar alimentos muito tempo depois da introdução da proteína animal em sua dieta – em pedaços menores, para facilitar o armazenamento, o transporte e, sobretudo, a mastigação[6].

A Teoria do Tecido Caro é uma hipótese extensivamente estudada e debatida na comunidade científica, ancorada em um *corpus* substancial de pesquisas acadêmicas e uma variedade de fontes. Trata-se de recursos que cobrem uma variedade de tópicos relacionados à evolução humana e à Teoria do Tecido Caro, incluindo a influência do tamanho do cérebro e do corpo na dieta e metabolismo humanos, a evolução da pelve humana e a hipótese do cozimento como um fator crucial na evolução da nossa dieta.

PARA NÃO ESQUECER:

1 As capacidades humanas de raciocínio, estratégia e habilidade no uso de ferramentas são produto de uma significativa reconfiguração energética do corpo humano, em grande parte devido à introdução da proteína animal na nossa dieta.

2 A Teoria do Tecido Caro, proposta por Aiello e Wheeler, sugere que a introdução da carne na dieta permitiu uma redistribuição de energia, com mais recursos sendo alocados para o desenvolvimento do cérebro e menos para o trato gastrointestinal. Esse equilíbrio resultou no aumento do tamanho cerebral e na diminuição do intestino grosso.

3 A habilidade de cozinhar foi um grande marco evolutivo, facilitando a digestão e, assim, direcionando mais energia para o suporte e crescimento do cérebro. Alimentos cozidos são mais facilmente digeridos, economizando energia no trato gastrointestinal.

4 A Teoria do Tecido Caro é a explicação mais aceita para o dramático crescimento do cérebro humano ao longo da evolução. Ela se concentra na relação direta entre o consumo de carne e a expansão cerebral.

5 A invenção e o uso de ferramentas pelos primeiros humanos foram essenciais para a aquisição e preparação de carne, que inicialmente era consumida crua. O desenvolvimento subsequente da habilidade de cozinhar só veio muito depois na nossa história evolutiva.

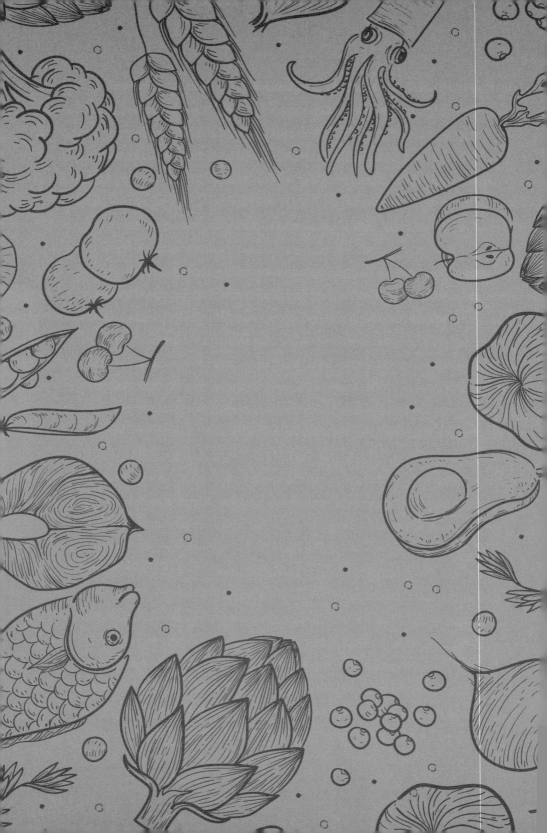

CAPÍTULO 3

O DOMÍNIO DAS CHAMAS: UM MARCO IMPRESSIONANTE NA NOSSA HERANÇA EVOLUTIVA

A gora é hora de mergulhamos na história primordial da humanidade, quando os primeiros fachos de fogo riscaram a escuridão das eras. Ah, como era inebriante a dança hipnótica das chamas, o crepitar sinfônico da lenha transformada em calor! O domínio do fogo foi um avanço colossal no processo de nossa evolução, tão grande, talvez, quanto a descoberta da própria linguagem.

Estranho poder este do fogo, que deu aos primeiros humanos o dom de transformar o rústico em requinte culinário. A carne, antes crua e dura, agora banhada pela mágica das chamas, tornava-se mais palatável e mais facilmente digerível. As fibras musculares se desfaziam sob o calor, os nutrientes essenciais eram liberados com maior eficiência e, assim, o alimento – agora cozido – oferecia mais energia para nossos corajosos ancestrais[1]. Ah, que maravilha! Pois, como é sabido, nosso formidável cérebro é um glutão faminto de energia, consumindo até 20% das calorias que ingerimos todos os dias[2].

A conquista do fogo, é verdade, abriu um mundo de possibilidades para nossos ancestrais. Deu-lhes o poder de resistir à mordida do frio, a proteção contra as feras da noite, a habilidade de explorar terras mais inóspitas e distantes, como se a chama em suas mãos fosse uma lanterna a iluminar os caminhos de um mundo inexplorado.

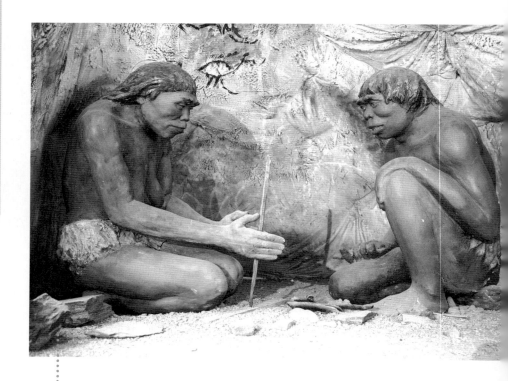

Ilustração mostrando hominídeos criando fogueira (Wikimedia Commons).

Fonte: BRUNATO, Ingredi. Cientistas descobrem evidências surpreendentes de humanos usando o fogo há 250 mil anos. *Aventuras na História*, 22 maio 2023. Disponível em: https://aventurasnahistoria.uol.com.br/noticias/historia-hoje/cientistas-descobrem-evidencias-surpreendentes-de-humanos-usando-o-fogo-ha-250-mil-anos.phtml. Acesso em: 1 set. 2023.

E aqui, caro leitor, me permita acrescentar um pouco de drama à nossa história. O controle do fogo não apenas aqueceu o corpo e preparou a comida de nossos antigos parentes como também transformou pedras brutais em ferramentas de precisão[3]. Esse refinamento na habilidade manual teria incentivado o crescimento das áreas cerebrais responsáveis pelo controle motor fino, dando origem a um cérebro mais desenvolvido e capaz[4].

No entanto, agora surge uma curiosa constatação: nosso cérebro, hoje, é menor do que já foi no passado[5]. Seus volumes cresceram de forma gradual até alcançar seu ápice há cerca de 30 mil a 50 mil anos, apenas para encolherem um pouco em tamanhos modernos. Surpreendentemente, essa diminuição parece coincidir com alterações na nossa dieta, com o advento da agricultura. Estaria essa curiosa constatação ligada à redução no consumo de carne? Ah, a questão é complexa e, embora a alimentação tenha desempenhado um papel importante na evolução do nosso cérebro, a razão exata para a diminuição de seu tamanho continua a ser um fascinante mistério[6].

Tudo isso é como um jogo de xadrez intelectual, em que cada movimento e cada descoberta modificam a narrativa de nossa evolução. E, enquanto continuamos a explorar as profundezas dessa história, encontramos sempre mais perguntas à espera de respostas. Por ora, porém, permita-me encerrar este capítulo deixando-o com o calor do mistério e a promessa de mais descobertas no próximo capítulo de nossa intrigante jornada evolutiva.

PARA NÃO ESQUECER:

1 A descoberta e o domínio do fogo foram eventos cruciais na história da evolução humana, comparáveis em magnitude à invenção da linguagem. O fogo transformou a forma como os humanos interagiam com seu ambiente e com os alimentos.

2 O cozimento de alimentos, especialmente carnes, teve um impacto substancial na evolução humana. A carne cozida é mais palatável, mais fácil de digerir e fornece mais energia do que a crua. Isso foi benéfico para o cérebro humano, um órgão extremamente exigente em termos de energia, consumindo cerca de 20% das calorias diárias.

3 Além dos benefícios na preparação de alimentos, o fogo também proporcionou proteção contra predadores, calor em climas frios e a capacidade de explorar novas terras. A habilidade de controlar o fogo permitiu que os primeiros humanos se aventurassem em ambientes anteriormente inóspitos e perigosos.

4 O uso do fogo para aprimorar ferramentas de pedra contribuiu para o desenvolvimento das áreas cerebrais associadas ao controle motor fino. Isso levou a um cérebro mais capaz e a um aumento na destreza manual.

5 Apesar dos benefícios do fogo e do cozimento de alimentos para o desenvolvimento do cérebro humano, o tamanho do órgão diminuiu em tempos modernos, após ter atingido o auge entre 30 mil e 50 mil anos atrás. A relação entre a redução do tamanho do cérebro e mudanças na dieta, incluindo a diminuição do consumo de carne após o advento da agricultura, é uma questão complexa e ainda não totalmente compreendida.

6 A história evolutiva humana é um campo em constante evolução e transformação, em que novas descobertas continuam a mudar nossa compreensão do passado. A exploração contínua dessas questões nos oferece uma visão mais nítida de nossa história evolutiva e do papel que fatores como o fogo e a dieta desempenharam em nossa trajetória.

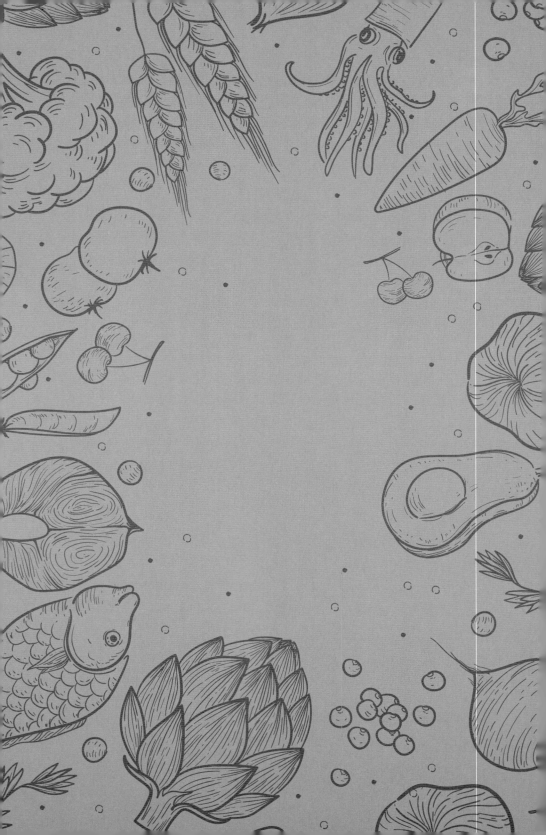

CAPÍTULO 4

DA DIETA ORIGINAL AO BANQUETE DA MODERNIDADE: UMA VIAGEM GASTRONÔMICA

Como uma colcha de retalhos, tecida à mão, nossos ancestrais pavimentaram a estrada da evolução, unindo comunidades e transformando o primitivo em sofisticado. A agricultura, esse maravilhoso advento da civilização, permitiu-lhes cultivar grãos e sementes, domar animais e substituir o antigo estilo de vida nômade por uma existência mais sedentária. Essa Revolução Agrícola, no entanto, trouxe consigo não apenas avanços, mas também uma drástica mudança em nossa dieta, que com ousadia podemos denominar "dieta original"[1].

A dieta original, meu querido leitor, variava de acordo com a localização geográfica, mas era, em essência, um prato recheado de nutrientes e diversidade. Na base da pirâmide alimentar estava a proteína animal, um banquete digno de Hemingway, abrangendo um espectro vasto de espécies. "Se anda, pode ser caçado e virar alimento", diriam nossos antepassados, sem a menor sombra de dúvida[2].

A natureza, porém, sempre tem uma surpresa reservada em sua manga. O domínio do fogo, essa epifania que incendiou a civilização, permitiu que nossos ancestrais cozinhassem seus alimentos, facilitando o processo digestivo e ganhando em saúde[3]. Ao lado da carne, frutas silvestres, folhas e oleaginosas complementavam essa dieta, enquanto o leite e o mel eram degustados em pequenas porções, como delicados macarons franceses. O consumo de grãos, sementes e cereais, como trigo, arroz e aveia, era quase inexistente, pois não eram itens abundantes na natureza, tornando-se comuns apenas quando passaram a ser cultivados pelo homem[4].

Com o tempo, a agricultura nos aproximou cada vez mais da dieta moderna, um banquete não tão saudável, repleto de alimentos ultraprocessados, açúcares e gorduras industrializadas. A dieta original, por sua vez, oferecia um leque de nutrientes e vitaminas, atuando como um escudo contra doenças crônicas, como obesidade, doenças cardíacas e diabetes[5].

A pirâmide alimentar ancestral, como uma cápsula do tempo, é um reflexo da dieta humana pré-agrícola, consumida por nossos antigos ancestrais caçadores-coletores. Ela incluía carnes variadas, peixes e ovos, frutas, vegetais, nozes e raízes. Grãos, cereais, açúcares e farináceos eram quase inexistentes nessa dieta. A base da pirâmide alimentar era composta de alimentos ricos em nutrientes, em particular proteínas de alto valor biológico e gorduras naturais[4].

Nossa pirâmide alimentar atual, infelizmente, é uma caricatura pálida da nutrição original. A base é composta de cereais e farináceos, e os produtos industrializados reinam supremos. As gorduras naturais foram substituídas por gorduras processadas de sementes, e os alimentos de origem animal foram relegados a um segundo plano. Mesmo frutas e raízes passaram por significativas modificações genéticas[6].

A exemplo, temos a banana, cujas variedades silvestres eram pontilhadas com pequenas sementes em sua polpa, uma reminiscência de seu passado pré-domesticado. Na maioria das variedades de bananas modernas, essas sementes foram selecionadas e modificadas para se tornarem pequenas e estéreis, não interferindo na textura ou no sabor da fruta. Além disso, o teor de amido e açúcar de várias plantas também foi alterado, lembrando mais uma pera doce e esponjosa do que a fruta original, dura e azeda, que consumíamos na infância[7].

Assim, querido leitor, enquanto saboreamos nosso banquete moderno, não nos esqueçamos da dieta original que sustentou nossos ancestrais, a verdadeira culinária da evolução.

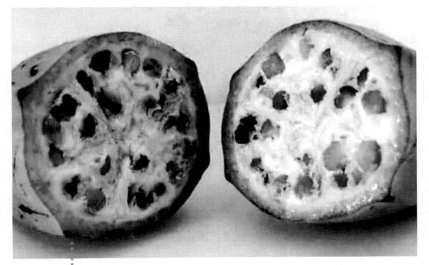

Bananas silvestres tinham até caroço. Frutas foram modificadas ao longo dos anos para se encaixarem no gosto do consumidor.

Fonte: CONTAIFER, Juliana. Bananas silvestres tinham até caroço. Veja como eram outras frutas. *Metrópoles*, 5 jun. 2022. Disponível em: https://www.metropoles.com/saude/bananas-silvestres-tinham-ate-caroco-veja-como-eram-outras-frutas. Acesso em: 1 set. 2023.

PARA NÃO ESQUECER:

1 A Revolução Agrícola trouxe uma transformação drástica na dieta humana, substituindo a "dieta original" dos caçadores-coletores, rica em proteínas animais e alimentos naturais, e com o tempo daria origem à dieta moderna baseada em grãos, cereais, açúcares e produtos ultraprocessados.

2 A dieta original era composta por alimentos ricos em nutrientes, incluindo proteínas de alto valor biológico e gorduras naturais, enquanto a dieta moderna é dominada por produtos industrializados, açúcares e gorduras saturadas.

3 A pirâmide alimentar ancestral, reflexo da dieta pré-agrícola, promovia a saúde e atuava como um escudo contra doenças crônicas, como obesidade e doenças cardíacas. Por outro lado, a pirâmide alimentar moderna tem sido associada ao aumento dessas condições de saúde.

4 Além das mudanças na composição da dieta, muitos alimentos passaram por modificações genéticas ao longo dos anos, tornando-se mais doces e menos nutritivos em comparação com suas variedades originais.

5 A reflexão sobre a dieta original dos nossos ancestrais serve como um lembrete da importância de uma alimentação equilibrada e rica em nutrientes para nossa saúde e bem-estar, em meio ao cenário atual de dietas modernas e alimentos ultraprocessados.

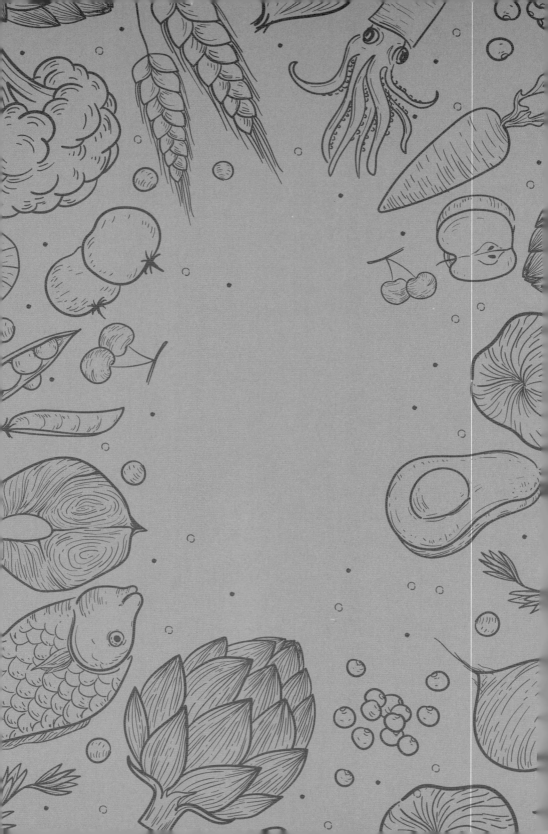

CAPÍTULO 5

A RIQUEZA DOS ALIMENTOS DE ORIGEM ANIMAL: UM OÁSIS NUTRICIONAL

Em nossa viagem pela epopeia alimentar da humanidade, vemo-nos confrontados agora com uma parte intrínseca e vital de nossa dieta ancestral: os alimentos de origem animal. Adentraremos nos mistérios nutricionais que se escondem por trás da carne, dos ovos e dos laticínios – estes últimos, vitais na teia evolutiva que nos elevou ao ápice da cadeia alimentar[1].

Nosso panorama, à primeira vista, nos remete aos predadores – os lobos e os grandes felinos, protagonistas de inúmeros documentários e que por eras consomem proteína animal. Observando-os em sua majestosa caçada, é curioso notar que, uma vez abatida a presa, sua primeira ação é devorar as vísceras, uma refeição rica em nutrientes, como se antegozassem de um banquete pascalino[2].

Contemplemos, por um momento, o fígado, tão menosprezado em nossas dietas modernas, mas tão valioso em termos nutricionais. Suas riquezas se expandem de ferro a magnésio, do zinco às vitaminas do complexo B[3].

Inquestionavelmente, o consumo de animais em sua totalidade – "do focinho à ponta do rabo", como se costuma dizer – nos permitiu acessar esses nutrientes cruciais para nosso desenvolvimento. As vísceras, ignoradas na mesa de hoje, foram indispensáveis para a sobrevivência e evolução de nossos ancestrais[2].

Para se ter uma ideia da exuberância de nutrientes das carnes, especialmente das vísceras, vale a pena ver a comparação a seguir:

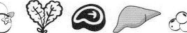

Porção de 100g	Mirtilos	Couve	Filé de costela	Fígado	Ovas de peixe	Gema de ovo
Vitamina A (retinol)	0	0	5mcg	968mcg	90mcg	191mcg
Tiamina (B1)	-	0,1mg	0,1mg	0,2mg	0,3mg	0,2mg
Riboflavina (B2)	-	0,3mg	0,2mg	2,8mg	0,7mg	0,5mg
Niacina (B3)	0,4mg	1,2mg	3,6mg	13,2mg	1,8mg	0,02mg
Vitamina B6	0,05mg	0,1mg	0,4mg	1,1mg	0,2mg	0,4mg
Biotina (B7)	0,5mg	0	-	42mcg	100mcg	55mcg
Folato (B9)	6mcg	62mcg	3mcg	90mcg	80mcg	146mcg
Cobalamina (B12)	0mcg	0mcg	3mcg	9,3mcg	10mcg	2mcg
Vitamina C	9,7mg	93mg	3,5mg	25mg	16mg	0
Vitamina D	0	0	4UI	49UI	484UI	218UI
Vitamina E (mg)	0,6mg	0,7mg	0,1mg	0,4mg	7mg	2,6mg
Vitamina K2	0	0	15mcg	263mcg	1mcg	34mcg
Cálcio	6mg	254mg	6mg	5mg	22mg	129mg
Colina	6mg	0,4mg	57mg	333mg	335mg	820mg
Cobre	0,05mg	0,15mg	0,1mg	9,8mg	0,1mg	0,1mg
Ferro	0,3mg	1,6mg	2,6mg	4,9mg	0,6mg	2,7mg
Magnésio	6mg	33mg	24mg	18mg	20mg	5mg
Fósforo	12mg	55mg	210mg	387mg	402mg	390mg
Potássio	77mg	348mg	357mg	313mg	221mg	109mg
Selênio	0,1mcg	0,9mcg	24mcg	40mcg	40mcg	56mcg
Zinco	0,2mg	0,4mg	7,8mg	4mg	1mg	2,3mg

Quantidade de vitaminas e minerais em diferentes tipos de alimentos.

Fonte: Adaptado de SALADINO, Paul. *The Carnivore Code: Unlocking the Secrets to Optimal Health by Returning to Our Ancestral Diet*. Nova York: Harvest Publications, 2020.

A modernidade trouxe consigo um paradoxo cruel. O avanço da produção de alimentos em escala industrial gerou um declínio na qualidade nutricional de nossas proteínas. Os animais são alimentados com dietas pobres, baseadas em soja e milho, o que acarreta carnes menos nutritivas[4]. Nas proteínas animais há gorduras, vilãs injustiçadas da nutrição moderna, mas que são fonte inigualável de ácidos graxos saturados e insaturados como os ômega-3 e ômega-6, componentes cruciais para nosso bem-estar[5].

A carne, tão essencial em nossas dietas, é um manancial de aminoácidos, os "blocos de construção" de nossas proteínas. Esses componentes desempenham inúmeras funções vitais, como construção de músculos, reparo de tecidos, produção de hormônios e enzimas e regulação de nosso sistema imunológico[6].

Nessa seara, encontramos nove aminoácidos essenciais – valina, isoleucina, leucina, lisina, metionina, fenilalanina, treonina, triptofano e histidina –, os quais não podem ser produzidos pelo nosso organismo e devem ser obtidos pela alimentação. Todos eles estão presentes na carne[7].

No reino animal, há uma seleção soberba de nutrientes que são difíceis de serem obtidos – em quantidades adequadas – de fontes vegetais. Entre eles, a vitamina B12 é talvez a mais notável, presente em grande quantidade em carnes e ovos[8]. Da mesma forma, a taurina, um aminoácido importante para o metabolismo lipídico e para a saúde do coração e do cérebro, é encontrada quase exclusivamente em produtos de origem animal[9].

A creatina, uma substância orgânica crucial para a energia muscular e a saúde cognitiva, é outra joia que se esconde com predominância no reino animal[10]. A carne é, ainda, a principal fonte alimentar de heme, uma forma de ferro que nosso corpo absorve de modo muito mais fácil do que o ferro não heme presente nos vegetais[11].

Ao abraçarmos a sabedoria ancestral e nos deleitarmos com a vastidão de nutrientes disponíveis nos alimentos de origem animal, fortalecemos nosso corpo e nossa mente, honrando nosso passado e pavimentando nosso futuro.

Aqui, apresento alguns nutrientes fundamentais para o bom funcionamento do corpo humano, todos obtidos em alimentos de origem animal.

Ácido retinoico

Ao contrário do betacaroteno, abundante em alimentos de origem vegetal e que necessita ser convertido no organismo à sua forma ativa (e que é dez vezes menos biodisponível), o ácido retinoico já é o metabólito ativo da vitamina A e ocorre em abundância em diversos alimentos de origem animal[12].

A vitamina A, também conhecida como retinol, é uma vitamina lipossolúvel importante para diversas funções do organismo, promovendo benefícios para:

→ **Visão**, com papel essencial em sua formação e manutenção, sobretudo na adaptação à luz e na saúde da córnea[13].
→ **Crescimento e desenvolvimento**, principalmente durante a infância[13].
→ **Sistema imunológico**, no qual tem função primordial, ajudando a manter as células do sistema imunológico saudáveis e a fortalecer as barreiras naturais do corpo[13].
→ **Saúde da pele**, ajudando a manter a integridade das células e a prevenir a pele seca e escamosa[13].
→ **Reprodução**, auxiliando tanto homens quanto mulheres[13].

- → **Saúde dos ossos**, pois estimula a atividade dos osteoblastos, células responsáveis pela formação de novos ossos[13].
- → **Antioxidante**, tendo em vista que age como um antioxidante, protegendo as células do organismo contra danos oxidativos causados por radicais livres[15].

Essas são apenas algumas das principais funções da vitamina A no organismo. É importante consumi-la em quantidades adequadas, e os alimentos de origem animal são a fonte perfeita desse nutriente precioso[12]. Em geral, no fígado bovino há concentrações relativamente altas de ácido retinoico em comparação com outros alimentos[14].

Além do fígado, outras fontes alimentares de ácido retinoico incluem alimentos ricos em vitamina A, como fígado de peixe, óleo de fígado de bacalhau, ovos e laticínios. No entanto, as concentrações de ácido retinoico neles são, em geral, menores do que as encontradas no fígado bovino[14].

Aqui está uma comparação aproximada das concentrações de ácido retinoico no fígado bovino em relação a outras carnes e vegetais em microgramas (mcg):

- → **Fígado bovino**: 1,5-6 mcg por grama de tecido.
- → **Fígado de frango**: 0,5-3 mcg por grama de tecido.
- → **Fígado de peixe**: 0,2-2,5 mcg por grama de tecido.
- → **Ovos**: 0,05-0,15 mcg por grama de gema.
- → **Leite integral**: 0,004-0,008 mcg por mililitro.
- → **Espinafre cozido**: 0,15-0,2 mcg por grama.
- → **Cenoura cozida**: 0,03-0,05 mcg por grama.
- → **Batata-doce cozida**: 0,01-0,03 mcg por grama[14].

Carnosina

A carnosina, um dipeptídeo composto dos aminoácidos beta-alanina e histidina, é encontrada em grandes quantidades em tecidos musculares, mas também no cérebro e em outros tecidos do corpo[16]. A carnosina é conhecida por suas várias funções no corpo, incluindo propriedades antioxidantes e anti-inflamatórias[17], sendo uma das principais a sua capacidade de atuar como um tampão intracelular[16].

Isso significa que ela pode ajudar a regular o pH dentro das células, mantendo um equilíbrio adequado entre ácido e base[16] – o que é importante para a saúde celular geral, pois muitas enzimas e processos bioquímicos dependem de um pH correto para funcionar adequadamente.

A carnosina também tem propriedades antioxidantes, o que quer dizer que ela pode ajudar a proteger as células contra o estresse oxidativo[17]. Trata-se de algo de grande importância, pois o estresse oxidativo pode danificar as células e contribuir para o desenvolvimento de várias doenças crônicas[17].

Além disso, a carnosina tem sido objeto de pesquisa por seu potencial na melhoria do desempenho físico[18]. Estudos mostraram que a suplementação com beta-alanina, o aminoácido precursor da carnosina, pode aumentar os níveis de carnosina muscular e melhorar o desempenho durante o exercício de alta intensidade[18,19].

Carnosina como protetor do cérebro

A carnosina tem papel importante na proteção cerebral, pois pode ajudar a preservar as células cerebrais do estresse oxidativo e da inflamação[17]. Além disso, auxilia na redução do acúmulo de proteínas anormais no cérebro, que estão associadas a várias doenças neurodegenerativas, incluindo a doença de Alzheimer e a doença de Parkinson[22]. A carnosina também pode contribuir com a função cognitiva, incluindo a memória, a atenção e o processamento mental[23], tanto em pessoas saudáveis como em indivíduos com doenças neurológicas[23]. Outro benefício da carnosina é sua capacidade de reduzir o estresse oxidativo e a inflamação no cérebro[22], fatores envolvidos no envelhecimento cerebral e no desenvolvimento de doenças neurodegenerativas.

Carnosina e o controle da glicemia

Existem evidências científicas que sugerem que a carnosina pode ter benefícios no controle da glicemia, sendo importante na prevenção e no tratamento da diabetes[21]. Um estudo publicado no *Journal of Diabetes and its Complications* em 2019 concluiu que a suplementação de carnosina em ratos diabéticos melhorou a sensibilidade à insulina, reduziu os níveis de glicose no sangue e auxiliou no perfil lipídico. Outras pesquisas também encontraram efeitos semelhantes em humanos e animais[21]. Acredita-se que a carnosina atue por diferentes mecanismos, incluindo a inibição de enzimas que degradam a insulina, a melhoria da captação de glicose pelas células musculares e a redução da inflamação e do estresse oxidativo, que podem contribuir para a resistência à insulina[20].

Creatina

A creatina é um composto natural produzido no corpo a partir dos aminoácidos glicina, arginina e metionina, mas que também pode ser obtido pela alimentação, especialmente por meio de carnes e peixes. Assim como outros nutrientes essenciais, precisamos suprir nossas necessidades desse composto com o auxílio da dieta, uma vez que nosso organismo não consegue fabricar a quantidade necessária de creatina[24].

O mecanismo de ação da creatina envolve a sua conversão em fosfocreatina, que é armazenada nos músculos e no cérebro, fornecendo estoque de energia. A fosfocreatina libera um grupo fosfato para a ressíntese de adenosina trifosfato (ATP), que é a principal fonte de energia para nossas atividades e nossa moedinha energética[25]. Assim, bons estoques de creatina nos músculos são necessários para que tenhamos mais energia e para que esta seja disponibilizada para atividades físicas intensas e de curta duração, o que pode resultar em melhora da performance atlética[25-28].

A creatina também pode estimular a síntese proteica muscular e reduzir a degradação proteica, o que contribui para o aumento da massa muscular[27,28]. Mas, além de ser amplamente utilizada por atletas e praticantes de atividades físicas de alta intensidade, a creatina tem sido objeto de estudos para investigar seus efeitos sobre outras diversas funções metabólicas.

Entre os possíveis benefícios da creatina para o cérebro, alguns estudos indicam a melhora da memória de curto prazo e a capacidade de aprendizado em adultos jovens e idosos saudáveis[24,29]. Outra descoberta importante da ciência é a capacidade da creatina como protetora contra doenças neurodegenerativas, tendo um efeito neuroprotetor em condições como a doença de Parkinson e a doença de Huntington, a partir da redução da morte de células nervosas e ao ajudar na manutenção da função cognitiva[26,30].

Além de ter papel na função muscular e cerebral, a creatina tem sido pesquisada por seus efeitos na saúde cardiovascular, melhorando a função endotelial, que é a capacidade dos vasos sanguíneos de se dilatarem e se contraírem em resposta aos estímulos. Isso pode ajudar a reduzir a pressão arterial e melhorar a circulação sanguínea[31].

Tais estudos abrangem uma variedade de áreas, como desempenho atlético, função cerebral, composição corporal e adaptações musculares, e contribuem significativamente para a compreensão dos benefícios da creatina.

Cobalamina

A cobalamina, também conhecida como vitamina B12, é uma vitamina hidrossolúvel que desempenha várias funções importantes no organismo humano, incluindo síntese de DNA, regulação do metabolismo energético, manutenção do sistema nervoso e formação de células sanguíneas[32].

O mecanismo de ação da cobalamina envolve a sua absorção no trato gastrointestinal por meio de uma proteína chamada fator intrínseco[33]. Em seguida, ela é transportada pelo sangue para as células do corpo, onde é convertida em suas formas ativas. A cobalamina é necessária para conversão do aminoácido metionina em cisteína, síntese de ácidos nucleicos e formação de mielina, que é uma substância que envolve as fibras nervosas e ajuda a transmitir impulsos nervosos de forma eficiente[34].

A cobalamina auxilia na regeneração das células sanguíneas, incluindo os glóbulos vermelhos – que transportam oxigênio para todo o corpo[32] –, e é necessária para a produção de neurotransmissores, como serotonina, dopamina e noradrenalina, importantes para o humor e a função cognitiva[34].

A deficiência de cobalamina pode provocar uma série de problemas de saúde, incluindo anemia megaloblástica, danos nos nervos, demência e outros distúrbios cognitivos[33]. A suplementação com cobalamina pode ajudar a prevenir ou tratar esses males, especialmente em indivíduos com deficiência dessa vitamina ou que apresentam condições médicas que afetam a absorção ou o uso da vitamina B12[34].

As concentrações de vitamina B12 podem variar entre diferentes tipos de carnes e métodos de preparo. Aqui estão algumas estimativas (em microgramas, mcg, por 100 gramas de carne cozida):

- → **Fígado de boi**: 60-90 mcg.
- → **Rim de boi**: 40-50 mcg.
- → **Coração de boi**: 4-6 mcg.
- → **Carne de boi**: 1-3 mcg.
- → **Frango**: 0,3-1,3 mcg.
- → **Peixe (salmão, truta, cavala)**: 3-13 mcg[32].

Vale ressaltar que a vitamina B12 é encontrada exclusivamente em alimentos de origem animal, então vegetarianos e veganos precisam obtê-la por meio de suplementação ou alimentos fortificados[32].

Colina

A colina, nutriente essencial que desempenha várias funções importantes no corpo humano[34], é sintetizada pelo organismo a partir de outras substâncias, mas essa síntese pode não ser suficiente para atender às nossas necessidades diárias dela, sobretudo em certos grupos populacionais, como gestantes e lactantes[35]. Por isso, é importante incluir fontes de colina na alimentação, principalmente para esses grupos e para vegetarianos e veganos, que podem apresentar maior dificuldade de obter quantidades adequadas do nutriente[34].

Necessária para a formação de membranas celulares, a síntese de neurotransmissores e o metabolismo das gorduras[34], uma das funções mais importantes da colina é a sua capacidade de sintetizar a acetilcolina, um neurotransmissor responsável pela comunicação entre as células nervosas[34]. A acetilcolina age na memória, aprendizagem e atenção. A ausência de colina na dieta pode causar deficiências de acetilcolina, o que afeta negativamente o desempenho cognitivo[34].

A colina é importante para a saúde do coração, pois ajuda a reduzir os níveis de homocisteína – aminoácido que, em excesso, provoca danos às paredes das artérias e aumenta o risco de doenças cardíacas – no sangue[34]. É essencial para a saúde do fígado, pois ajuda a metabolizar a gordura nele[35], e sua deficiência pode levar à esteatose hepática, que é justamente o acúmulo de gordura nesse órgão[35]. Tem papel importante no desenvolvimento fetal – em particular, do cérebro e do sistema nervoso[35] –, e sua deficiência na dieta materna pode afetar negativamente o bebê, resultando em problemas cognitivos e de comportamento[35].

A colina é encontrada em vários alimentos de origem animal, sendo as carnes as principais fontes desse nutriente[34]. A seguir, estão listadas as concentrações de colina em algumas fontes de origem animal, em miligramas (mg):

→ **Carne de fígado de boi (85 g)**: 356 mg.
→ **Carne de frango (85 g)**: 73 mg.
→ **Peixes (85 g)**
  → **Salmão**: 70 mg.
  → **Bacalhau**: 47 mg.
  → **Atum**: 28 mg.
  → **Tilápia**: 20 mg.
→ **Ovo (1 unidade grande)**: 147 mg.
→ **Leite integral (240 mL)**: 38 mg.

Quanto aos alimentos de origem vegetal, as quantidades de colina são consideravelmente menores. Alguns exemplos são os que seguem:

→ **Amendoim (28 g)**: 15 mg.
→ **Batata (1 unidade média)**: 6 mg.
→ **Brócolis (85 g)**: 4 mg.

A colina, portanto, desempenha um papel importante em várias funções do corpo humano, incluindo a saúde cerebral, do coração e do fígado, e o desenvolvimento fetal[35]. Consuma alimentos ricos em colina ou considere sua suplementação para garantir níveis adequados desse nutriente essencial no organismo[35].

PARA NÃO ESQUECER:

1 Alimentos de origem animal desempenham um papel fundamental em nossa dieta, fornecendo nutrientes essenciais que têm sido cruciais para nossa evolução e sobrevivência.

2 Vísceras de animais, como o fígado, são particularmente ricas em nutrientes e desempenharam papel vital na dieta de nossos ancestrais.

3 Nutrientes como ácido retinoico, carnosina, creatina, cobalamina (vitamina B12) e colina, encontrados predominantemente em alimentos de origem animal, são elementares para diversas funções corporais, incluindo visão, saúde muscular, função nervosa e formação de células sanguíneas.

4 A inclusão de alimentos de origem animal em uma dieta equilibrada e diversificada se faz necessária para manter a saúde e garantir a ingestão adequada desses nutrientes essenciais.

5 Valorizar a contribuição dos alimentos de origem animal em nossa dieta é essencial para promover uma nutrição ótima e uma vida saudável.

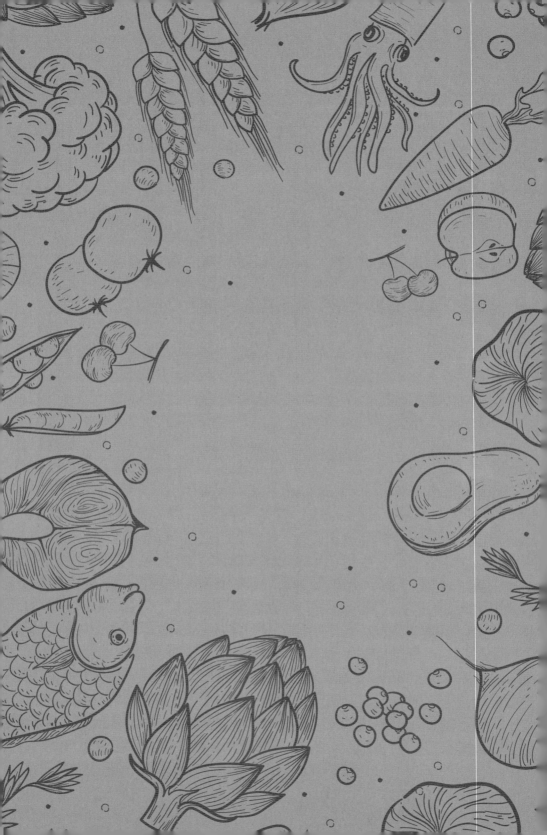

CAPÍTULO 6

A GRANDE VIRADA: COMO AS REVOLUÇÕES AGRÍCOLA E INDUSTRIAL IMPACTARAM O CURSO DA NOSSA HISTÓRIA

Nosso planeta é palco de um ininterrupto balé cósmico, orquestrado pelo maestro invisível que atende pelo nome de seleção natural. Como dançarinos nessa sinfonia de existência, nós, seres humanos, fomos desenhados, nota após nota, pelo aguçado cajado do tempo e da adversidade[2].

Nosso percurso, desde o alvorecer pré-histórico até a modernidade, foi pontilhado por uma infinidade de desafios. Cada um deles, uma nota dissonante no compositor da evolução, um convite ao salto ou à queda, a um salto quântico em nossa história evolutiva ou à extinção[1]. Dos predadores que espreitavam nas sombras, passando pelas imprevisíveis vicissitudes climáticas, até o surgimento insidioso de doenças, cada risco nos cunhou e nos deu forma quase perfeita ao longo da nossa evolução[2].

Nessa dança com o destino, a sobrevivência foi uma questão de adequação, um enigma para o qual apenas os mais adaptáveis, os mais resistentes, encontraram resposta. O palco desse balé cósmico, entretanto, foi ocupado não apenas pelos fortes, mas também pelos inventivos, pelos sagazes, pelos cooperativos[2].

De fato, a nossa espécie foi dotada pela evolução de um notável conjunto de ferramentas para enfrentar as intempéries da existência[1]. Os atributos que desenvolvemos, como nossa notável capacidade de adaptação e nossa proeminente inteligência, estão entre as nossas maiores dádivas[2]. No decorrer de nossa viagem temporal, nossa engenhosidade nos presenteou com tecnologias e invenções capazes de desafiar as condições mais extremas, de domar os ambientes mais hostis[1].

O nosso poder de comunicação e cooperação, habilidades aperfeiçoadas com o tempo e sob a égide do consumo de proteína animal, permitiu-nos erigir sociedades de complexidade ímpar[2]. Essas sociedades, por sua vez, tornaram-se o alicerce que sustenta nossa resposta coletiva aos desafios, a qual é maior do que a soma de suas partes[1].

Nosso cérebro, esse farol de potencial sem precedentes, nos fez antecipar ameaças, tramar soluções, sonhar e realizar. A sua estrutura altamente desenvolvida, combinada com a nossa capacidade de aprender e transmitir conhecimentos de geração em geração, permitiu-nos acumular e integrar uma riqueza de saberes e habilidades[2].

Embora a seleção natural tenha tecido a tapeçaria da evolução humana, é a nossa resistência, a nossa capacidade de resistir e nos adaptar às tempestades da existência, que se destaca como o nosso maior testemunho[2]. Ao longo dos séculos, encaramos uma miríade de obstáculos e os vencemos. Nossa história, com suas cicatrizes e triunfos, nos lembra de que a resiliência é uma força indomável que permite a nós, dançarinos do cosmos, continuar a dançar mesmo diante das adversidades[1].

A jornada do consumo: o impacto na saúde e no equilíbrio humano

Houve um tempo em que o consumo de proteína animal foi o estopim de uma grande revolução em nosso estilo de vida. As vitaminas e os minerais encontrados na carne foram cruciais para desencadear um processo evolutivo que nos distanciou dos primatas e que continua em andamento até os dias de hoje[3,4]. No entanto, em algum momento da história, percebemos que poderíamos produzir os alimentos, em vez de caçá-los diariamente, tendo-os ao nosso alcance com menos esforço e riscos.

Foi assim que, há cerca de 12 mil anos, começou o processo de assentamento humano, conhecido hoje como a Primeira Revolução Agrícola[5]. A partir desse marco, as sociedades começaram a se desenvolver por meio do cultivo de grãos e cereais, além da domesticação de animais que forneciam leite, ovos e, em menor quantidade do que estávamos acostumados, carne. Essa Revolução Agrícola marcou a transição da vida nômade para a sedentária, inaugurando o advento da civilização humana. Esse período foi caracterizado por uma série de mudanças na forma como as sociedades se organizavam e interagiam com o meio ambiente.

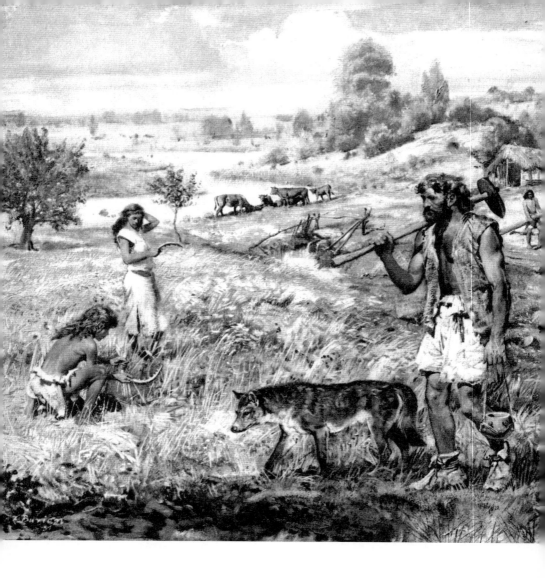

Antes da Revolução Agrícola, éramos sociedades compostas de grupos nômades, dependentes da caça, pesca e coleta de alimentos para sobreviver[6]. Com a chegada da agricultura, começamos a cultivar plantas e domesticar animais, o que possibilitou uma produção mais estável e abundante de alimentos. Essa transformação permitiu o crescimento populacional, o surgimento de sociedades mais complexas e o florescimento das primeiras civilizações[7].

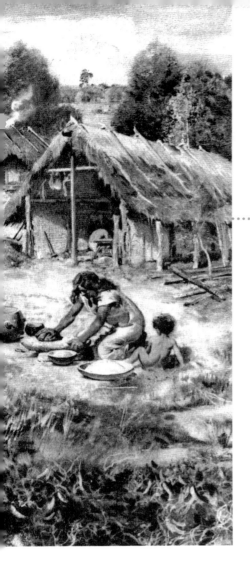

A chamada Revolução Agrícola, durante o Neolítico, provocou um gigantesco impacto nas sociedades humanas, as quais, tendo selecionado certas espécies de plantas, domesticaram-nas e cultivaram-nas em grande escala há cerca de dez mil anos.

Fonte: COSTA, Leopoldo. Agricultural Revolution. *Stravaganza Stravaganza*. 26 jun. 2017. Disponível em: https://stravaganzastravaganza.blogspot.com/2017/06/agricultural-revolution.html. Acesso em: 1 set. 2023.

A Revolução Agrícola também impactou significativamente a economia, a política e a cultura. O surgimento de excedentes agrícolas viabilizou o comércio e o desenvolvimento de uma economia monetária; a posse da terra tornou-se uma fonte de poder; e as primeiras hierarquias políticas emergiram. A agricultura também influenciou a religião, a arte e a arquitetura das sociedades humanas[8].

Apesar dos benefícios trazidos pela Revolução Agrícola, ela também teve efeitos negativos no meio ambiente e na saúde humana. A exploração excessiva da terra e a monocultura resultaram na progressiva degradação do solo e na perda da biodiversidade. Além disso, a transição para sociedades mais sedentárias, com dietas ricas em carboidratos cada vez mais refinados, levou ao aumento da incidência de doenças crônicas, tais como obesidade e diabetes tipo 2[9].

A Segunda Revolução Agrícola, com início no final do século XIX e estendendo-se até meados do século XX, foi um marco muito importante na nossa história. Caracterizada pelo aumento da produtividade agrícola, essa revolução foi impulsionada pelo uso de tecnologias e técnicas agrícolas avançadas, como a mecanização, a irrigação e o uso de fertilizantes e pesticidas químicos, entre outras[10]. A cooperação entre indivíduos impulsionou o progresso e resultou em inovações que aceleraram ainda mais nosso desenvolvimento. Gradualmente, abandonamos hábitos essenciais para nossa saúde, como a constante movimentação do corpo, e fomos substituindo nossa alimentação original por grãos e cereais.

A Segunda Revolução Agrícola também teve impacto significativo na agricultura em todo o mundo, possibilitando aumento da produção de alimentos e melhoria da qualidade de vida das populações que dependiam dessa prática de preparo do solo. Além disso, contribuiu para a redução dos preços dos alimentos, tornando-os mais acessíveis às pessoas. No entanto, assim como a Primeira Revolução Agrícola, a Segunda trouxe consigo consequências negativas, como a dependência dos agricultores em relação a insumos químicos, afetando a qualidade do solo e a saúde das pessoas que consomem esses alimentos. Tal modelo de produção também resultou no esgotamento de recursos naturais e na degradação do meio ambiente[9].

A partir da Revolução Industrial que se seguiu, a produção de alimentos sofreu uma transformação drástica. A partir do século XVIII, o processo de produção de alimentos tornou-se cada vez mais automatizado, com a criação de máquinas e métodos de produção em larga escala para atender à demanda de uma população em constante crescimento. Com isso, o consumo de proteína animal ficou ainda mais escasso em muitas partes do mundo, pois a produção em massa de grãos, legumes e frutas tornou-se mais fácil e barata.

Assim, o Homo sapiens entrou em um ritmo em que a mudança passou a ser a norma. Inovações resultantes de nossa inteligência e cooperação surgiam em velocidades surpreendentes, impactando cada vez mais o ambiente em que vivíamos. Nem sempre, como veremos adiante, essas transformações foram positivas.

A redução do consumo de proteína animal, que é uma fonte importante de nutrientes essenciais para o corpo humano, levou ao surgimento de uma série de problemas de saúde, incluindo doenças cardíacas, diabetes, osteoporose e anemia. A falta de proteína animal pode resultar em deficiências de ferro e vitamina B12, causando fadiga, fraqueza muscular e distúrbios de humor[11].

No entanto, todas essas mudanças não ocorreram da noite para o dia. Elas foram o resultado de transformações profundas no estilo de vida das pessoas, que passaram a consumir alimentos processados e de baixo valor nutricional em larga escala. Isso aconteceu porque muitas empresas adotaram práticas antiéticas para maximizar lucros, inclusive promovendo propaganda tendenciosa para difamar a imagem de alimentos saudáveis, como a carne e outros produtos de origem animal.

Um exemplo disso ocorreu em 1912, quando James Herrick publicou um artigo descrevendo os sintomas e as possíveis causas do infarto agudo do miocárdio[12]. Alguns anos depois, em 1915, Paul Dudley White descreveu a primeira demonstração anatomopatológica de uma artéria coronária obstruída em um paciente com infarto do miocárdio[13]. Esses estudos foram fundamentais para a compreensão da fisiopatologia do infarto do miocárdio e para o desenvolvimento de novas estratégias de diagnóstico e tratamento da doença. Entretanto, a interpretação de que o acúmulo de gordura nas artérias era uma das principais causas levou a uma redução drástica no consumo de alimentos ricos em gorduras naturais, como a carne[14,15].

É importante ressaltar que a verdadeira causa do acúmulo de gorduras nas artérias é um processo inflamatório crônico, resultante do estresse oxidativo e do consumo excessivo de carboidratos refinados[16]. Naquela época, porém, essa informação foi utilizada como munição por muitas empresas alimentícias, sobretudo as que produziam óleo refinado a partir de grãos e sementes, as quais encomendaram propagandas que classificavam a gordura animal de forma negativa, promovendo assim seus produtos "saudáveis"[17].

Agora podemos entender claramente o resultado disso. Quanto menos produtos de origem animal ingeríamos, mais a sociedade adoecia. A redução do consumo de proteína animal, aliada aos alimentos processados e de baixo valor nutricional, contribuiu para o surgimento de doenças crônicas e problemas de saúde[11,17].

O meio e a mudança de hábitos fizeram surgir novas doenças

O processo de urbanização acelerada apresentou desafios para a saúde humana de maneira multifacetada. O surgimento de novas doenças está intimamente ligado a mudanças nos nossos hábitos, sobretudo os alimentares, e nas condições ambientais e sanitárias nas áreas urbanas[18], conforme mencionado anteriormente.

Em termos de nutrição, a transição para uma dieta baseada em alimentos processados e refinados, em vez de alimentos frescos e naturais, tem tido consequências significativas. Por exemplo, a anemia ferropriva, que resulta de uma deficiência de ferro necessário para a produção adequada de glóbulos vermelhos, é mais comum em populações que consomem pouca ou nenhuma carne, uma fonte rica em ferro biodisponível[19].

Também devemos mencionar o raquitismo, doença relacionada à deficiência de vitamina D e cálcio. Embora hoje seja considerado raro, devido a uma maior conscientização e suplementação, teve aumento notável durante a Revolução Industrial, quando as mudanças na dieta e a falta de exposição à luz solar em ambientes urbanos superlotados contribuíram para a sua prevalência[20]. Além disso, a ausência de proteínas e aminoácidos essenciais, em geral encontrados em alimentos de origem animal, pode levar à perda de massa muscular, ao enfraquecimento dos ossos e a problemas de crescimento em crianças[21].

Apesar desses desafios, a evolução dos nossos hábitos e ambientes não é intrinsecamente prejudicial. Temos o poder de minimizar os efeitos negativos dessas mudanças por intermédio da ciência e da tecnologia. O avanço acelerado da pesquisa e do desenvolvimento médico e nutricional é crucial para adaptarmos nossos hábitos e ambientes à modernidade de maneira saudável[22].

PARA NÃO ESQUECER:

1 As Revoluções Agrícola e Industrial tiveram um profundo impacto na trajetória da humanidade, possibilitando o crescimento das sociedades e o desenvolvimento de civilizações, mas também trazendo consequências negativas para a saúde e o meio ambiente.

2 A mudança da caça e coleta para a agricultura, conhecida como Primeira Revolução Agrícola, trouxe estabilidade alimentar, mas também desafios, como a degradação do solo e o surgimento de doenças relacionadas à alimentação.

3 A Segunda Revolução Agrícola, impulsionada pela tecnologia, aumentou a produção de alimentos, mas resultou na dependência de insumos químicos e na degradação ambiental.

4 A Revolução Industrial levou a mudanças na dieta e no estilo de vida, incluindo uma diminuição no consumo de proteína animal, com implicações na saúde humana.

5 Práticas antiéticas de empresas e interpretações errôneas sobre a saúde alimentar influenciaram a promoção de alimentos processados em detrimento de dietas mais equilibradas, demonstrando a complexidade das influências por trás das escolhas alimentares.

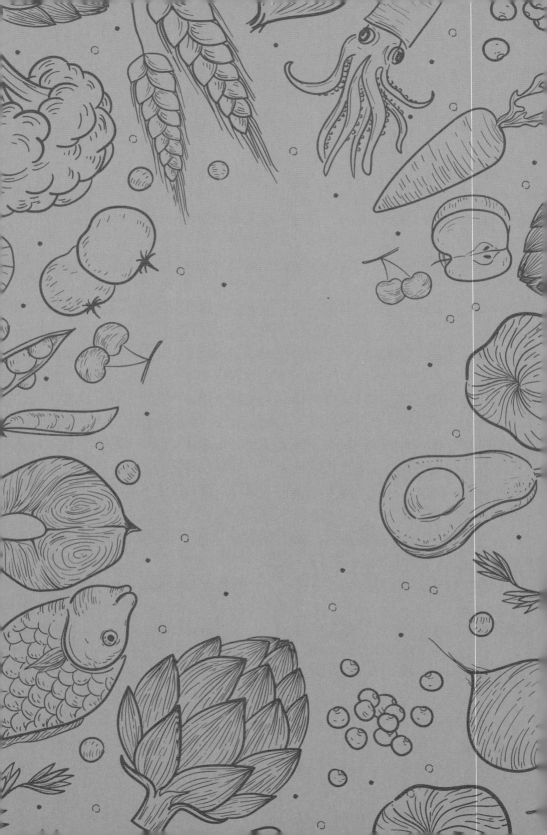

CAPÍTULO 7

DECIFRANDO NOSSO GRANDE EQUÍVOCO

Historicamente, a carne desempenhou um papel fundamental no nosso desenvolvimento e evolução como espécie. A importância da carne para a saúde humana foi demonstrada em várias pesquisas, sobretudo devido ao seu perfil nutricional rico e equilibrado[1]. No entanto, com a Revolução Industrial e a subsequente produção em massa de alimentos, a carne se tornou um recurso mais caro e menos acessível para a população geral.

Ao mesmo tempo, alimentos densamente calóricos, ricos em carboidratos e açúcares, se tornaram mais baratos e acessíveis, encontrando seu caminho para a dieta diária da população[2]. Estimuladas pela mídia, as pessoas começaram a associar esses alimentos a um estilo de vida saudável e a rejeitar o consumo de carne. Esse fenômeno, desconhecido por muitos consumidores habituais de produtos como pão francês, massas e pão de queijo, tem sido um erro grave na nossa história alimentar. A troca da carne por alimentos altamente processados e carboidratos refinados, impulsionada por uma indústria alimentícia cada vez mais influente, teve efeitos profundos e de longo prazo na saúde humana[3].

Novos mundos, novos alimentos

A descoberta das Américas e da Oceania pelos europeus marcou uma mudança significativa na história da alimentação humana. Antes da chegada dos europeus, as culturas indígenas dessas regiões mantinham uma relação próxima com os hábitos de alimentação dos nossos ancestrais caçadores-coletores, de cuja dieta a carne de diferentes espécies animais, obtida por meio da caça e pesca, constituía uma parte significativa[4]. Os povos indígenas da América, por exemplo, contavam com uma agricultura avançada e uma dieta baseada em raízes, vegetais, frutas e carnes de caça e peixes. Com os europeus, no entanto, novos alimentos e especiarias foram incorporados à dieta dessas populações, alterando substancialmente suas práticas alimentares[5].

O contato com os europeus não só trouxe novos alimentos como também novas técnicas culinárias, por exemplo, o cozimento em fogo aberto e o uso de fornos e panelas de metal, proporcionando formas mais eficientes de preparar os alimentos e permitindo a criação de novas receitas e pratos.

Em contrapartida, ocorreu um intercâmbio inverso: os europeus levaram para a Europa alimentos das Américas e da Oceania, impactando significativamente sua economia e seu comércio, uma vez que esses novos produtos eram considerados exóticos e havia uma demanda crescente por eles[6]. Como consequência, houve uma expansão do comércio global, com muitos desses produtos sendo exportados para aquele continente e outras partes do mundo.

Infelizmente, a introdução de novos alimentos e especiarias também teve impacto negativo na saúde dos povos indígenas da América e da Oceania. As mudanças drásticas na dieta, associadas à diminuição da diversidade alimentar, resultaram em deterioração da qualidade nutricional dos alimentos consumidos por essas populações[5].

PARA NÃO ESQUECER:

1 A carne é uma parte essencial da nossa dieta, um verdadeiro oásis nutricional que desempenhou papel crucial na evolução humana e no desenvolvimento da nossa espécie.

2 A Revolução Industrial tornou a carne um recurso mais caro e menos acessível. Ao mesmo tempo, alimentos densamente calóricos e ricos em carboidratos e açúcares tornaram-se mais baratos e acessíveis. Estimuladas pela mídia, as pessoas começaram a associá-los a um estilo de vida saudável e a rejeitar o consumo de carne.

3 A troca de carne por alimentos altamente processados e carboidratos refinados teve efeitos profundos e de longo prazo na saúde humana. Essa mudança está associada ao aumento de doenças crônicas.

4 A descoberta das Américas e da Oceania pelos europeus trouxe novos alimentos e especiarias para essas regiões. As culturas indígenas presentes nelas, que antes mantinham uma dieta similar à dos nossos ancestrais caçadores-coletores, começaram a incorporar novos alimentos em suas dietas.

5 As mudanças na dieta, combinadas com a diminuição da diversidade alimentar, resultaram em uma deterioração da qualidade nutricional dos alimentos consumidos pelos povos indígenas das Américas e da Oceania. Essas alterações tiveram um impacto negativo na saúde dessas populações.

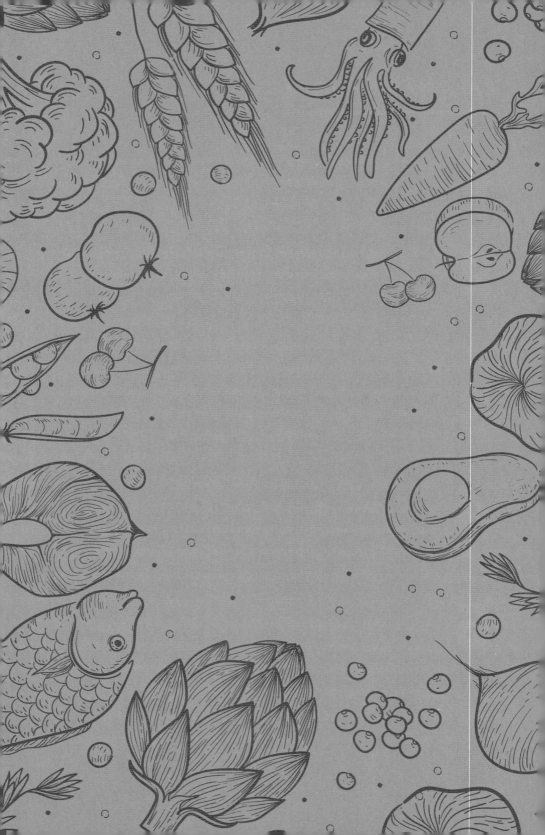

CAPÍTULO 8

MUDAMOS O MUNDO

A maior parte da existência humana na Terra foi marcada por uma relação simbiótica com o ambiente, ao qual nos adaptávamos e pelo qual éramos influenciados[1]. Evolução é um processo lento e gradual de adaptações metabólicas e fisiológicas ao longo de muitas gerações[2]. No entanto, a Revolução Industrial no final do século XVIII foi um marco que alterou a nossa relação com o ambiente, nos transformando de observadores passivos em atores ativos capazes de mudar tudo ao redor de maneira significativa e rápida[3].

A Revolução Industrial trouxe consigo uma enxurrada de novas tecnologias e a possibilidade de produção em massa[3]. Como consequência, a maneira como nos alimentamos foi transformada, conforme visto anteriormente. Em vez de estarmos em sintonia com um ambiente ao qual nosso metabolismo era plenamente adaptado, passamos a ter conforto e segurança, mas nosso metabolismo se desequilibrou, prejudicando a saúde humana de maneira sem precedentes[2].

Antes da Revolução Industrial, a agricultura e a pecuária eram os principais meios de subsistência. Nossos ancestrais cultivavam os próprios alimentos e criavam animais para a obtenção de leite, ovos e carne[3]. A industrialização da produção de alimentos, entretanto, fez a agricultura ser vista como menos relevante. Alimentos processados e ultraprocessados, como salsichas, refrigerantes, açúcar refinado, cereais matinais e alimentos enlatados, tornaram-se populares e acessíveis[4].

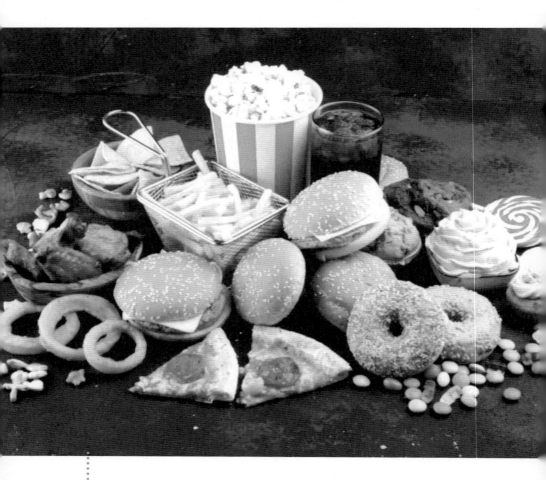

Os alimentos ultraprocessados são formulados com uma mistura de sabores doces, salgados e gordurosos que nos fazem querer mais e também nos impedem de nos sentirmos completamente satisfeitos.

Fonte: GLAZIER, Dr Eve; KO, Dr. Elizabeth. Ask the Doctors: Junk food is engineered to taste good, not satisfy. *Chigago Sun Times*, 9 nov. 2022. Disponível em: https://chicago.suntimes.com/2022/11/9/23413355/junk-food-ultraprocessed-foods-guide-prediabetes-nutrition. Acesso em: 1 set. 2023.

O efeito negativo dos alimentos industrializados

A facilidade de acesso aos alimentos foi acompanhada de um declínio em sua qualidade[5]. Muitos dos produtos disponíveis hoje são nutricionalmente pobres, porém energeticamente densos, e sua propagação, impulsionada pela publicidade e pela conveniência, resultou em uma epidemia global de problemas de saúde, incluindo (conforme já abordado) obesidade, diabetes, doenças cardíacas e vários tipos de câncer[6].

O avanço do mundo urbano e a ascensão das cidades também mudaram a maneira como nos alimentamos. Com menos tempo e mais trabalho, a população passou a optar por alimentos prontos, rápidos e menos nutritivos[6]. Além disso, a industrialização da produção de alimentos resultou no uso generalizado de agrotóxicos e outros químicos prejudiciais à saúde humana. Resíduos de pesticidas são encontrados na comida que consumimos, enquanto o uso de antibióticos em animais de produção contribui para a crescente crise da resistência a eles em uso medicinal.

Enfim, a Revolução Industrial, apesar de seus muitos benefícios, também precipitou uma crise de saúde global[6]. Os avanços científicos e tecnológicos trouxeram conforto e aumentaram nossa qualidade de vida, mas também transformaram radicalmente o planeta e os sistemas que sustentam a vida. A mudança mais drástica ocorreu em nossa alimentação[4]. E agora, diante dos desafios impostos por essas mudanças, é crucial refletirmos sobre os hábitos e o tipo de sociedade que queremos ter e ser no futuro.

PARA NÃO ESQUECER:

1 A humanidade coexistiu com o ambiente de maneira simbiótica durante grande parte de sua existência, adaptando-se e sendo influenciada pelo ambiente natural. No entanto, a Revolução Industrial transformou essa relação, permitindo que os seres humanos se tornassem agentes ativos de mudança no ambiente, moldando-o de acordo com suas necessidades e desejos.

2 A Revolução Industrial trouxe inovações tecnológicas e produção em massa, o que mudou fundamentalmente a forma como as pessoas se alimentam. Em vez de depender da agricultura e da pecuária para obter alimentos, passamos a consumir mais alimentos processados e ultraprocessados. Isso resultou em um desequilíbrio metabólico e em deterioração na saúde humana.

3 Com a industrialização na produção, a qualidade dos alimentos disponíveis diminuiu. Muitos dos produtos consumidos atualmente são nutricionalmente pobres, mas energeticamente densos. A conveniência e a publicidade impulsionaram seu consumo, que se tornou a norma em muitas dietas.

4 O consumo excessivo de alimentos processados e ultraprocessados, combinado com a vida urbana e a falta de tempo, contribuiu para uma epidemia global de problemas de saúde. Entre eles, obesidade, diabetes, doenças cardíacas e diversos tipos de câncer.

5

A industrialização da produção de alimentos também levou ao uso generalizado de agrotóxicos e outros produtos químicos prejudiciais à saúde humana. Os resíduos de pesticidas estão presentes nos alimentos que consumimos, e o uso de antibióticos em animais de produção leva a uma crescente resistência em seu uso medicinal, provocando uma verdadeira crise.

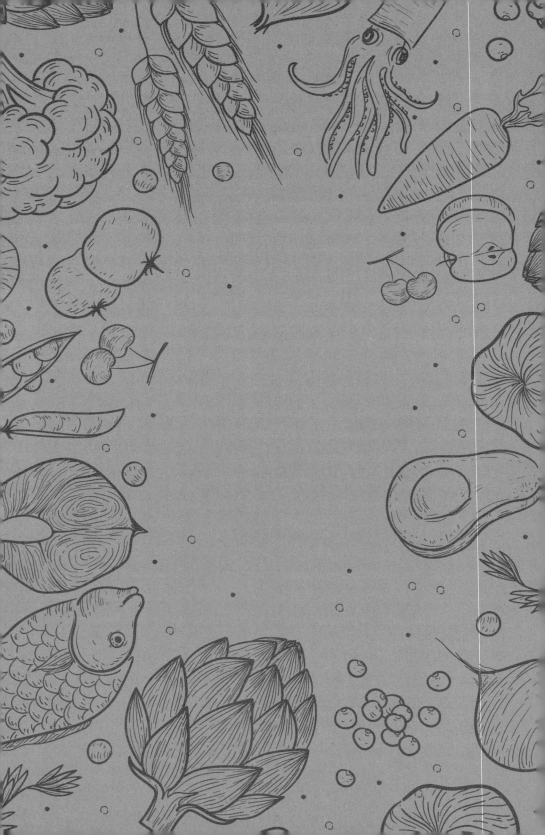

CAPÍTULO 9

NÃO TEMOS FOME, MAS EXCESSO DE ALIMENTOS POBRES

A mudança na pirâmide alimentar e a introdução de alimentos industrializados em nossa dieta, conforme abordado anteriormente, resultaram no aumento alarmante de doenças relacionadas à alimentação, entre elas obesidade e complicações cardiovasculares. Males desconhecidos de nossos ancestrais são atualmente a principal causa de morte no planeta. Um dos grandes motivos para isso é o consumo excessivo de alimentos ultraprocessados, grãos e farináceos, que trazem uma sensação constante de fome e prejudicam a saúde humana. O resultado é a silenciosa epidemia que acomete diversas populações ao redor do globo: a má alimentação[1].

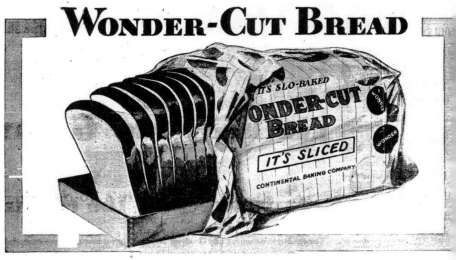

Anúncio de pão fatiado da Continental Baking Company, uma das primeiras padarias a vender pão pré-fatiado.

Fonte: PATOWARY, Kaushik. That Time When America Banned Sliced Bread. *Amusing Planet*, 9 abr. 2018. Disponível em: https://www.amusingplanet.com/2018/04/that-time-when-america-banned-sliced.html. Acesso em: 1 set. 2023.

Alimentos ultraprocessados, conforme Monteiro et al.[2], são produtos alimentícios que passaram por múltiplos processos industriais e incluem aditivos químicos destinados a aprimorar seu sabor, sua textura e estética. Sobrecarregados de açúcares, gorduras e sódio, têm deficiência em nutrientes essenciais ao organismo humano. A consequência é que, mesmo depois da ingestão de grandes porções, o corpo ainda sente fome, uma vez que não recebeu os nutrientes necessários para alcançar a saciedade. Estudos recentes correlacionam o consumo excessivo de alimentos ultraprocessados com condições psicológicas como depressão e ansiedade[4].

Além disso, cereais e alimentos farináceos, como pães, massas e arroz branco, são rapidamente digeridos, convertendo-se em glicose e causando picos de açúcar no sangue[3]. Em resposta a essa carga glicêmica, o pâncreas produz insulina, mas em quantidades excessivas, fazendo com que os níveis de glicose despenquem de modo acelerado. Esse fenômeno gera sensação de fome, motivando a ingestão de ainda mais alimentos ricos em carboidratos.

A luta contra esse cenário exige uma transformação na cultura alimentar, em que indivíduos optem por alimentos naturais e nutricionalmente ricos. É de suma importância, também, a redução do consumo de alimentos ultraprocessados e cereais refinados.

Precisamos, ainda, disseminar a conscientização sobre os danos provocados por esses alimentos e promover a educação alimentar em espaços educativos e públicos, de modo que a população tenha acesso a informações qualificadas sobre a comida que consome. Incentivar hábitos alimentares saudáveis é fundamental para combater a epidemia de obesidade e doenças relacionadas à alimentação[5].

PARA NÃO ESQUECER:

1 A introdução de alimentos ultraprocessados e de baixo valor nutricional em nossa dieta está diretamente relacionada ao aumento de doenças como obesidade e complicações cardiovasculares.

2 Os alimentos ultraprocessados, que passam por múltiplos processos industriais e contêm aditivos químicos, são carregados de açúcares, gorduras e sódio, mas deficientes em nutrientes essenciais. Como resultado, mesmo após a ingestão de grandes quantidades desses alimentos, o corpo ainda sente fome, porque não recebeu os nutrientes necessários para chegar à saciedade.

3 Os produtos alimentícios à base de cereais refinados e farináceos, como pães, bolos e massas, são rapidamente convertidos em glicose, causando picos de açúcar no sangue. A resposta do organismo é a produção excessiva de insulina pelo pâncreas, o que faz com que os níveis de glicose caiam rapidamente e causem sensação de fome. Isso acaba incentivando a ingestão de ainda mais alimentos ricos em carboidratos.

4 Estudos recentes têm correlacionado o consumo excessivo de alimentos ultraprocessados com condições psicológicas como depressão e ansiedade. Este capítulo destacou a necessidade de abordar a questão e considerar os impactos mais amplos da alimentação na saúde mental das pessoas.

5 Para combater a epidemia de obesidade e doenças relacionadas à alimentação, é necessária uma transformação na cultura alimentar. Isso inclui a escolha de alimentos naturais e nutricionalmente ricos, a redução do consumo de alimentos ultraprocessados e cereais refinados e a disseminação de conscientização sobre os danos causados por esses alimentos. Promover a educação alimentar em espaços educativos e públicos é fundamental para garantir que a população tenha acesso a informações qualificadas sobre a comida que consome.

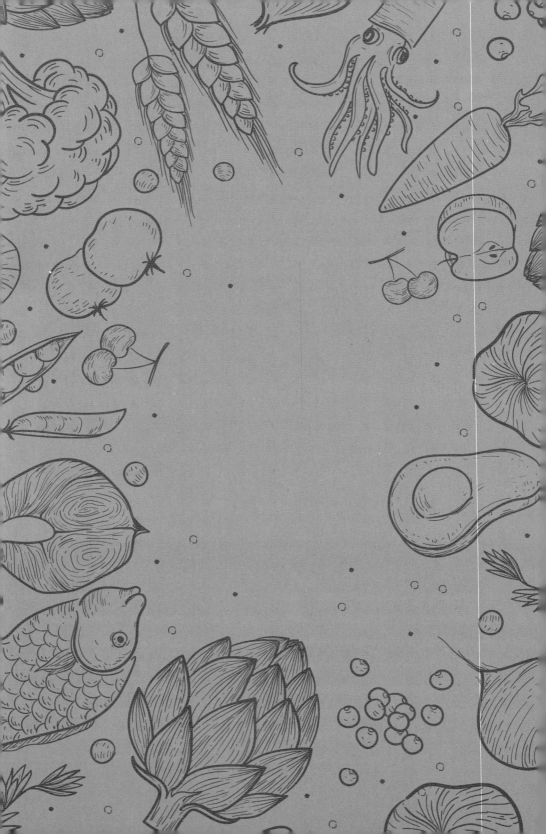

CAPÍTULO 10

FONTES DE ENERGIA

Durante a evolução humana, nossos ancestrais enfrentavam períodos de escassez de alimentos, incluindo fontes limitadas de carboidratos ricos em glicose. Como resultado, o organismo humano desenvolveu mecanismos metabólicos para suprir a necessidade de glicose por meio de uma reação chamada gliconeogênese, a qual desempenha papel fundamental na produção de glicose endógena[1].

A gliconeogênese ocorre principalmente no fígado, mas também nos rins, e é responsável pela síntese de glicose a partir de precursores não glicídicos, como aminoácidos provenientes das proteínas[2]. Essa via metabólica permite que o organismo produza glicose mesmo quando a ingestão de carboidratos é limitada.

Ao utilizar a gliconeogênese como fonte de glicose, evitamos os picos de glicose no sangue que são comuns quando consumimos carboidratos refinados ou açúcares adicionados[3]. Esses picos de glicose desencadeiam uma resposta insulínica do pâncreas, resultando em um aumento na secreção de insulina para regular os níveis de glicose no sangue. No entanto, a exposição crônica a altos níveis de glicose e insulina pode levar ao desenvolvimento de resistência à insulina, uma condição associada a uma série de doenças crônicas, incluindo diabetes tipo 2 e doenças cardiovasculares[4].

Além disso, os picos de glicose sanguínea também estão relacionados à formação de produtos finais de glicação avançada (AGEs), que ocorrem quando moléculas de açúcar se ligam a proteínas e lipídios. As consequências podem ser inflamação crônica e dano tecidual, contribuindo para o desenvolvimento de doenças como aterosclerose, doença renal crônica e complicações diabéticas[5].

Ao obter glicose por meio da gliconeogênese a partir de fontes proteicas, como a carne e os aminoácidos nela presentes, evitamos os picos de glicose e insulina, o que reduz a glicação tecidual e a inflamação associada[6]. Além disso, a utilização de proteínas como fonte de glicose é uma via metabólica mais eficiente e controlada, garantindo um suprimento constante de glicose para as necessidades energéticas do organismo.

A capacidade do nosso corpo de realizar a gliconeogênese a partir de fontes proteicas, portanto, é essencial para a regulação adequada da glicose sanguínea, evitando picos de glicose e insulina que podem levar a desenvolvimento de resistência à insulina, glicação tecidual e doenças crônicas associadas[7]. Esse mecanismo metabólico é um componente importante de uma dieta equilibrada e pode ajudar a prevenir doenças metabólicas.

PARA NÃO ESQUECER:

1 Durante períodos de escassez de alimentos, o organismo humano tem mecanismos metabólicos desenvolvidos para suprir a necessidade de glicose em condições de restrição de carboidratos. Um desses mecanismos é chamado de gliconeogênese, reação metabólica que desempenha papel fundamental na produção de glicose endógena.

2 A gliconeogênese ocorre principalmente no fígado e, em menor escala, nos rins. Essa via metabólica possibilita a síntese de glicose a partir de precursores não glicídicos, como aminoácidos provenientes das proteínas. Isso permite que o organismo produza glicose mesmo quando a ingestão de carboidratos é limitada.

3 Ao utilizar a gliconeogênese como fonte de glicose, é possível evitar os picos de glicose no sangue, comuns quando consumimos carboidratos refinados ou açúcares adicionados. Esses picos desencadeiam uma resposta insulínica do pâncreas, levando ao aumento na secreção de insulina com o objetivo de regular os níveis de glicose no sangue. No entanto, a exposição crônica a altos níveis de glicose e insulina pode levar ao desenvolvimento de resistência à insulina e a doenças crônicas, como as cardiovasculares ou diabetes tipo 2.

4 Os picos de glicose sanguínea também estão relacionados à formação de produtos finais da glicação avançada (AGEs), que ocorrem quando moléculas de açúcar se ligam a proteínas e lipídios. Isso pode levar a inflamação crônica e dano tecidual, contribuindo para o desenvolvimento de doenças como aterosclerose, doença renal crônica e complicações diabéticas.

5 Embora a glicose seja essencial para a vida, os carboidratos não são um nutriente essencial. A prova disso é o mecanismo de obtenção de glicose por meio da gliconeogênese a partir de fontes proteicas, como a carne e os aminoácidos presentes nela, com os benefícios adicionais de evitar os picos de glicose e insulina, reduzindo assim a glicação tecidual e a inflamação associada. Além disso, a utilização de proteínas como fonte de glicose é uma via metabólica mais eficiente e controlada, garantindo um suprimento constante de glicose para as necessidades energéticas do organismo.

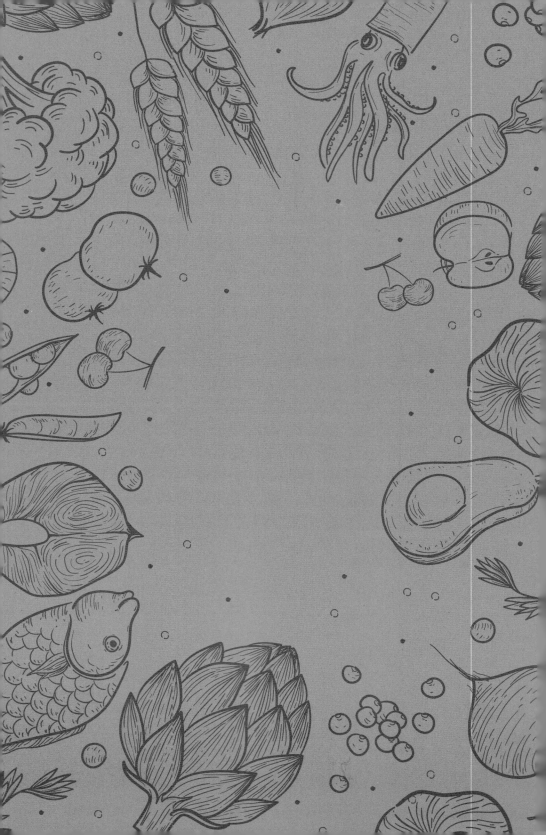

CAPÍTULO 11

A INDÚSTRIA DO VÍCIO

Manipulação cerebral por meio da dopamina

A nutrição humana vai além de apenas atender às necessidades físicas básicas – ela está intrinsecamente ligada à nossa neurobiologia, proporcionando prazer e satisfação. E é uma pena, mas a indústria alimentícia, ciente desses mecanismos, tem aperfeiçoado estratégias para tornar seus produtos cada vez mais sedutores, explorando o nosso sistema de recompensa cerebral baseado na dopamina e promovendo um consumo muitas vezes compulsivo e prejudicial à saúde.

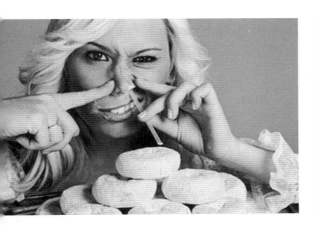

Em estudo contundente feito pela Psicologia da Connecticut College, nos Estados Unidos, alunos e professores provaram que biscoitos recheados nos quais o açúcar refinado é o principal ingrediente da composição podem viciar tanto quanto ou até mais que a cocaína. O motivo: os neurônios ativados pelo açúcar são os mesmos que os ativados pelos entorpecentes.

Fonte: YACOUB, Rodrigo. Vício em açúcar: será mesmo um problema comportamental? *Medicina PUC-Rio* (Newsletter), 18 fev. 2016. Disponível em: https://www.med.puc-rio.br/notcias/2018/7/18/vcio-em-acar-ser-mesmo-um-problema-comportamental. Acesso em: 1 set. 2023.

Engajada em *lobby* e propaganda sofisticados, a indústria alimentícia atua para que as regulamentações sejam relaxadas, permitindo assim que essa situação continue a se intensificar sem uma resposta efetiva das autoridades.

Dopamina: o elixir do prazer

A dopamina é um neurotransmissor crucial para o nosso bem-estar e motivação, pois é o componente central do sistema de recompensa cerebral. Esse sistema é um conjunto de estruturas cerebrais que regem o sentimento de prazer e gratificação em atividades como comer, beber e relacionar-se sexualmente. Quando consumimos alimentos saborosos, ocorre liberação de dopamina, interpretada como sensação de prazer e satisfação.

O perigo está quando a indústria alimentícia manipula esse sistema por meio da combinação viciante de açúcar, gordura, sal e aditivos químicos em seus produtos. Esse "coquetel" tem o poder de ativar de maneira acentuada o sistema de recompensa, promovendo uma forte sensação de prazer e gratificação, e, assim, incentivar o consumo excessivo e até mesmo uma dependência.

De acordo com estudos recentes, como o publicado na revista científica *Nature Neuroscience* em 2021, o consumo crônico de alimentos com alto teor de açúcar e gordura pode alterar o sistema de recompensa cerebral, diminuindo a sensibilidade aos estímulos naturais e gerando uma necessidade crescente de estimulação para experimentar prazer[5].

Estudos em modelos animais, particularmente ratos, têm sido fundamentais para a compreensão do papel da dopamina no comportamento alimentar e no vício. Tais pesquisas têm revelado uma semelhança alarmante entre o consumo excessivo de açúcar e o uso de drogas como a cocaína.

Uma pesquisa liderada por Lenoir et al.[1], por exemplo, ofereceu a ratos a escolha entre água adoçada com sacarose e cocaína. Surpreendentemente, a maioria dos ratos escolheu a água adoçada, mesmo quando as doses de cocaína foram aumentadas. Isso sugere que o açúcar pode ser mais gratificante para o cérebro do que a cocaína.

Em um estudo semelhante de Avena et al.[2], os ratos tiveram acesso intermitente a uma solução de açúcar, o que levou a um aumento dos sinais comportamentais e neuroquímicos de dependência. Seus comportamentos foram semelhantes aos de dependentes químicos, como ingestão em excesso, consumo aumentado depois da abstinência e resposta comportamental à administração de um antagonista opioide, que é usado para tratar a dependência de drogas.

Estudos de imagem cerebral, como aqueles realizados por Johnson e Kenny[3], demonstraram que o consumo excessivo de alimentos com alto teor de açúcar e gordura pode causar mudanças neuroadaptativas no sistema de recompensa dopaminérgica dos ratos que são semelhantes às observadas em pessoas viciadas em drogas. Os ratos alimentados com dietas ricas em gordura e açúcar tiveram uma redução significativa na densidade de receptores de dopamina D2 no estriado, uma área-chave do sistema de recompensa.

Essas pesquisas e muitas outras, portanto, sublinham as semelhanças entre o consumo excessivo de açúcar e o uso de drogas, particularmente no que diz respeito ao sistema de recompensa dopaminérgico e ao potencial para a dependência.

A evolução e o desejo por calorias

A busca por alimentos de alta densidade calórica é um traço evolutivo profundamente enraizado nos seres humanos. Desde os nossos antepassados caçadores-coletores, que lutavam pela sobrevivência em ambientes nos quais a comida era muitas vezes escassa, fomos programados para preferir alimentos que fornecem a maior quantidade de energia.

No passado, esse impulso biológico fez sentido. Aqueles capazes de encontrar e consumir mais calorias tinham maior chance de sobreviver e passar seus genes adiante. Os alimentos ricos em gordura e açúcar, que são densos em calorias, atuam como potentes estimuladores do sistema de recompensa dopaminérgico. Essa reação de recompensa servia de mecanismo de aprendizado, levando nossos antepassados a repetir o comportamento de buscar e consumir esses alimentos.

No entanto, no mundo moderno, em que a comida pode ser abundante e muitas vezes altamente processada, essa programação evolutiva corre o risco de ser problemática. A indústria alimentícia, ciente do poder que a dopamina exerce sobre o nosso comportamento alimentar, manipula de modo deliberado seus produtos para maximizar o prazer sensorial, com frequência, à custa do valor nutricional. Alimentos ricos em açúcar, gordura e sal, combinados com sabores e texturas atraentes, são concebidos para desencadear uma resposta de dopamina, promovendo o consumo excessivo e, em alguns casos, levando a padrões de comportamento semelhantes ao vício.

A exposição repetida a esses alimentos "supernormais" pode resultar em neuroadaptações no sistema de recompensa, como diminuição da densidade dos receptores de dopamina, que são semelhantes às observadas em casos de dependência de substâncias. Essa é uma das razões pelas quais a moderação pode se tornar cada vez mais difícil e porque, para algumas pessoas, o hábito de se alimentar corre o risco de se tornar um comportamento compulsivo, apesar das consequências negativas para a saúde.

Assim, compreender a ligação entre a dopamina, o sistema de recompensa e a programação evolutiva para buscar alimentos calóricos é crucial para abordar os problemas de saúde pública relacionados à obesidade e aos distúrbios alimentares. Além disso, precisamos considerar como a indústria alimentícia manipula os sistemas a fim de promover o consumo excessivo e desenvolver estratégias para mitigar tais efeitos.

O alvo: dopamina e o sistema de recompensa

Nas últimas décadas, a indústria alimentícia aprimorou a sua estratégia para maximizar o consumo dos seus produtos, e um dos principais alvos dessa estratégia é a dopamina, neurotransmissor fundamental para o sistema de recompensa cerebral.

Esse sistema é um complexo de circuitos neurais que desencadeia sentimentos de prazer e recompensa quando realizamos atividades que promovem a sobrevivência e reprodução, como comer, beber ou ter relações sexuais. Como abordado nestas páginas, ele é governado pela ação da dopamina liberada durante a execução dessas atividades. É isso que gera sensação de prazer e satisfação, além de servir de "reforço positivo", incentivando o comportamento que a desencadeou.[5]

A dopamina, atuando como um mensageiro químico, transmite informações entre as células nervosas no cérebro, o que resulta na ativação de certas áreas do sistema nervoso central. O estímulo à liberação de dopamina associado à ingestão de alimentos saborosos e agradáveis torna-se um dos principais motivadores do nosso comportamento alimentar e é uma razão pela qual alguns alimentos podem se tornar altamente desejáveis, como visto anteriormente. De acordo com estudos como o de Volkow et al.[4], o consumo crônico de alimentos ricos em açúcar e gordura pode levar a alterações neuroadaptativas no sistema de recompensa, tais como a redução da sensibilidade à dopamina, aumentando a necessidade de estimulação para sentir o mesmo nível de prazer.

Vale ressaltar que o prazer associado à alimentação e a ativação do sistema de recompensa são aspectos normais e saudáveis da nossa relação com a comida. O problema surge quando a indústria alimentícia explora e manipula esses sistemas para promover o consumo excessivo, o que pode levar a consequências adversas para a saúde. Por isso, é crucial manter uma alimentação balanceada e consciente, limitando a ingestão de alimentos ultraprocessados e priorizando uma dieta rica em alimentos naturais e nutritivos.

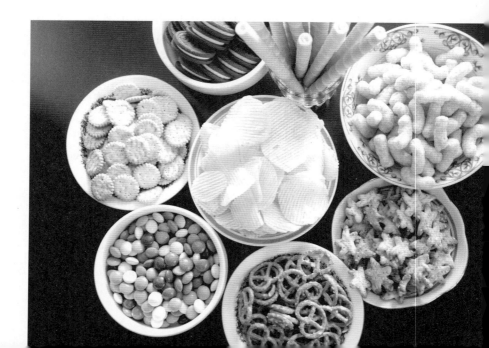

O glutamato monossódico e seu potencial viciante: uma ferramenta na indústria alimentícia

O glutamato monossódico (GMS) é um realçador de sabor muito utilizado na indústria alimentícia em decorrência de sua capacidade de intensificar o sabor umami nos alimentos. O umami, considerado o quinto gosto básico, juntamente com doce, salgado, azedo e amargo, é descrito como um sabor profundo e saboroso que pode fazer os alimentos parecerem mais satisfatórios e atraentes[5].

A indústria alimentícia tira proveito dessa característica ao adicionar GMS a uma ampla gama de alimentos processados, incluindo sopas, molhos, refeições prontas, snacks e até mesmo alguns alimentos rotulados como "saudáveis", o que pode aumentar seu apelo de sabor, incentivar seu consumo e causar uma espécie de "vício"[6].

O mecanismo exato por trás desse efeito viciante ainda é objeto de pesquisa. No entanto, acredita-se que esteja ligado à maneira como o GMS afeta a neuroquímica do cérebro. O glutamato, que compõe o GMS, é um neurotransmissor excitatório que desempenha um papel crucial no funcionamento normal do sistema nervoso. Quando consumido em grandes quantidades, pode superestimular os receptores de glutamato no cérebro. Isso, por sua vez, desencadeia a liberação de dopamina, o "neurotransmissor do prazer", proporcionando sentimentos de satisfação e recompensa. Esse ciclo de prazer e recompensa pode tornar os alimentos com GMS altamente desejáveis, incentivando a repetição do consumo.

Produtos alimentícios ricos em glutamato monossódico.
Fonte: GLUTAMATO monosódico: un ingrediente que se debe evitar. 7 abr. 2021. Disponível em: https://www.posibl.com/es/news/salud/glutamato-monosodico-un-ingrediente-que-se-debe-evitar-44f189a4. Acesso em: 1 set. 2023.

O GMS é considerado uma excitotoxina, substância química com a capacidade de superestimular as células nervosas, potencialmente causando sua exaustão e eventual morte. A ação excitatória provocada por ele ocorre por meio do estímulo de receptores de glutamato. Há relatos de indivíduos que apresentam o que é conhecido como "síndrome do restaurante chinês", assim chamada porque o GMS foi usado com frequência nesses estabelecimentos; e os sintomas incluem dores de cabeça, tontura, rubor facial, sudorese e palpitações cardíacas[6].

Apesar desses relatos, a pesquisa é inconclusiva quanto à relação definitiva entre o consumo de GMS e os efeitos adversos. A Autoridade Europeia para a Segurança Alimentar, por exemplo, concluiu em 2017 que a substância era segura para consumo geral, embora reconhecesse que algumas pessoas podem ser mais sensíveis a ela[7].

Deve-se enfatizar, no entanto, que mais pesquisas são necessárias para entender a relação entre o GMS e o comportamento viciante. Além disso, é importante notar que a resposta a alimentos contendo a substância pode variar de modo significativo de pessoa para pessoa. Dada a prevalência do GMS nos alimentos processados e seu potencial papel na promoção de comportamentos de consumo excessivo, é prudente monitorar a ingestão desse aditivo alimentar. Optar por uma dieta rica em alimentos frescos e minimamente processados é uma maneira eficaz de fazer isso[8].

* * *

Ao longo deste capítulo, exploramos o complexo terreno das interações entre os alimentos processados, nosso cérebro e os efeitos potencialmente viciantes que eles podem ter. Descobrimos que os alimentos ricos em açúcar, gordura, sal e aditivos, como o glutamato monossódico, são projetados para excitar nossos centros de recompensa do cérebro, produzindo sentimentos de prazer e bem-estar – e nos incentivando a voltar para mais.

Vimos também que a disponibilidade onipresente desses alimentos, reforçada por embalagens atraentes, ampla distribuição e campanhas publicitárias eficazes, torna quase irresistível a tentação de consumi-los, independentemente de nossas necessidades nutricionais ou desejos conscientes.

No entanto, a luz brilha com mais intensidade quando a escuridão é mais profunda. Ao entender os truques e táticas que a indústria alimentícia utiliza para nos viciar em seus produtos, podemos começar a resistir a essa influência e tomar decisões alimentares mais informadas e conscientes. A adoção de uma alimentação mais equilibrada e rica em alimentos naturais e minimamente processados é um passo crucial nessa jornada.

O caminho para uma alimentação mais saudável não é um passeio no parque, e cada pequeno passo nos aproxima do objetivo. Escolher quais alimentos consumir – e como essas escolhas afetam o corpo e a mente – está em nossas mãos. Com a consciência, a determinação e o conhecimento, podemos retomar o controle de nossa alimentação e redefinir a relação que estabelecemos com os alimentos.

Em última análise, não se trata de renunciar ao prazer da comida, e sim encontrar prazer na comida que é boa para nós. Na satisfação de saber que estamos fazendo escolhas que respeitam e nutrem o corpo, a mente e a alma. Porque, no fim das contas, não é apenas sobre o que comemos, é também sobre como vivemos, amamos e cuidamos de nós mesmos e dos outros.

PARA NÃO ESQUECER:

1° A indústria alimentícia utiliza estratégias sofisticadas para manipular o sistema de recompensa cerebral, tornando seus produtos sedutores e muitas vezes viciantes, enquanto contorna regulamentações por meio do *lobby* e da propaganda.

2 A dopamina desempenha um papel crucial no comportamento alimentar, e a indústria alimentícia a utiliza para criar uma forte dependência em produtos ricos em açúcar, gordura, sal e aditivos químicos, comparável em alguns casos ao vício em drogas.

3 Nossa busca ancestral por alimentos calóricos, enraizada na evolução, torna-se problemática no mundo moderno, em que a comida pode ser encontrada de modo mais abundante e altamente processada, contribuindo para problemas de saúde pública como a obesidade.

4 A indústria alimentícia concentra seus esforços em direção à dopamina e ao sistema de recompensa cerebral, aprimorando estratégias para maximizar o consumo de seus produtos, muitas vezes à custa da saúde dos consumidores.

5 O glutamato monossódico (GMS) é um realçador de sabor amplamente usado na indústria com o objetivo de intensificar o sabor potencial dos alimentos e promover comportamentos alimentares viciantes. Embora haja debate sobre sua segurança, é importante monitorar a ingestão de GMS e optar por alimentos naturais e minimamente processados como alternativa.

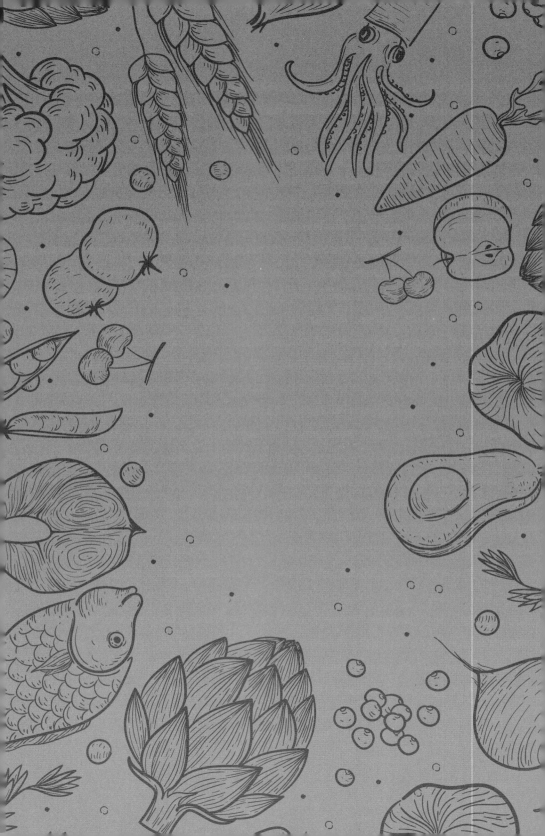

CAPÍTULO 12

JEJUM

Durante grande parte da evolução, a restrição calórica e o jejum fizeram parte do dia a dia da humanidade. Nossos ancestrais não se alimentavam sempre que queriam, mas quando conseguiam[1]. A resiliência do nosso organismo em suportar períodos em jejum é marcante nessa história, possibilitando à nossa espécie sobreviver e prosperar[2]. A principal razão metabólica para conseguirmos passar longos períodos em jejum é a capacidade que temos de armazenar energia na forma de gordura em períodos de fartura[3].

Essa energia, quando estamos devidamente adaptados, é fácil de ser acessada a partir da oxidação de ácidos graxos, o que nos disponibiliza um dos substratos e combustíveis primordiais. O outro, a glicose, é produzido pelo fígado, em grande parte, mas também pelos rins por meio de uma reação bioquímica chamada gliconeogênese, que utiliza três substratos: aminoácidos, lactato e glicerol[4].

Isso permitia que, em períodos de fartura de frutas e animais, pudéssemos acumular energia para passar por períodos de escassez de alimentos. Também explica a facilidade de uma boa parcela da população para engordar. Os genes de indivíduos que conseguiam absorver melhor os nutrientes dos carboidratos em períodos de fartura e acumular mais reservas de gordura tinham mais chances de prosperar e sobreviver.

Essa vantagem evolutiva foi muito útil nos momentos em que a escassez de alimentos e energia predominava, mas criou um problema nos dias de hoje: mais de 85% das pessoas têm tendência a engordar quando em contato com uma dieta rica em carboidratos e com a ausência de escassez de energia.

Obesidade é a doença do século e está relacionada ao surgimento de uma infinidade de problemas de saúde e doenças crônicas[5]. Ao longo das últimas décadas, em sentido contrário aos preceitos de nossa evolução, um mito se consolidou em torno do hábito de se alimentar: a ideia de que é necessário comer a cada três horas, para manter o metabolismo acelerado e evitar a fome[6]. Essa crença amplamente difundida é, na realidade, um mal-entendido baseado em informações parciais sobre como o corpo humano funciona e suas necessidades nutricionais.

Uma mudança drástica na dieta ancestral, que antes se baseava em alimentos de origem animal ricos em proteínas e gorduras naturais, para alimentos processados e refinados com frequência, ricos em carboidratos, é a principal razão pela qual sentimos a necessidade de comer a cada três horas. Esse fenômeno ocorre porque, ao consumir carboidratos, nossa glicemia sobe rapidamente, um estado conhecido como hiperglicemia.

Mas, embora a glicose seja um nutriente essencial, em altas concentrações pode ser tóxica. Portanto, um hormônio bem conhecido, a insulina, é ativado para "limpar" a glicose do sangue, abrindo canais para que nossas células possam absorver a glicose, diminuindo seus níveis sanguíneos. Com frequência, o resultado é uma queda reflexa da glicose sanguínea, ou hipoglicemia, que tende a desencadear a fome e a necessidade de comer mais uma vez. Essa sequência de eventos contribuiu para a popularização do conselho de se alimentar a cada três horas[6].

Além disso, a falsa impressão de que vivemos uma escassez de alimentos de qualidade também contribui para a sensação de que é necessário comer com mais frequência. Novamente: fomos enganados. **Vivemos uma escassez de saúde, não de alimentos.** Fomos induzidos a introduzir alimentos ricos em carboidratos e açúcar em nossa dieta; alimentos pobres, que nos viciaram e adoeceram.

Essa ideia absurda em termos evolutivos nos impede de sentir fome de fato. Acabamos comendo pelo relógio, e não quando nosso corpo pede[9]. Permanecer em jejum devolve ao nosso corpo a capacidade de sentir e manejar sensações e sinais biológicos que nos guiam de forma muito mais eficiente do que uma prescrição nutricional[10], salvo em casos específicos.

Felizmente, cada vez mais pessoas tomam conhecimento do poder destrutivo para a saúde que esse excesso de refeições ricas em carboidratos pode causar. A cada dia surgem novas evidências e estudos científicos embasando os benefícios que o jejum intermitente tem para a nossa saúde, ajudando a melhorar a sensibilidade à insulina, reduzir a inflamação e até mesmo prolongar a vida e curar doenças[8].

Resposta metabólica individual

A diversidade das respostas metabólicas entre indivíduos é um fenômeno que tem intrigado cientistas e profissionais de saúde há décadas. A pergunta que surge com frequência é: por que algumas pessoas parecem consumir grandes quantidades de comida sem ganhar peso, enquanto outras aumentam de peso facilmente?

Parte dessa resposta pode ser encontrada na forma como o nosso corpo processa e absorve nutrientes. O legado evolutivo nos condicionou a ser altamente eficientes na utilização de recursos quando disponíveis, para sobreviver durante períodos de escassez[11]. No entanto, em uma era moderna caracterizada pela abundância de alimentos processados e ricos em açúcares, essa eficiência metabólica pode se tornar uma desvantagem, levando ao excesso de peso e à obesidade.

Há estudos que sugerem que pessoas com menor capacidade de absorver carboidratos, por exemplo, podem estar menos predispostas a desenvolver doenças metabólicas, como diabetes tipo 2[12]. Neste contexto moderno, uma característica metabólica que poderia ter sido uma desvantagem nos primórdios da evolução humana pode se tornar vantagem em uma sociedade caracterizada pelo excesso alimentar.

No entanto, é importante notar que essa adaptação metabólica favorável é vista apenas em uma pequena proporção da população. A maioria dos indivíduos, especialmente aqueles expostos a uma dieta rica em grãos, cereais, alimentos à base de farinha e açúcares, não dispõe de mecanismos adaptativos adequados para lidar com a carga calórica associada a esses alimentos, o que pode contribuir para o aumento da prevalência de distúrbios metabólicos.

Os benefícios do jejum: potencializando a longevidade a partir de uma alimentação reduzida e otimizada

Recentemente, o jejum, quando supervisionado por profissionais de saúde, tem sido destacado como uma estratégia eficaz para prevenção e tratamento de doenças crônicas, auxílio em processos de perda de peso e até como um coadjuvante em tratamentos de câncer[13]. Mas como esse método pode oferecer tantos benefícios? E como podemos implementá-lo de maneira segura em nossa rotina?

De início, é crucial frisar que algumas populações, como gestantes, lactantes, crianças e adolescentes, pessoas muito magras e indivíduos com doença renal crônica, não são indicadas para a prática do jejum, dada a demanda elevada e constante por energia nessas condições. Ademais, é aconselhável preparar o organismo para o jejum, preferencialmente com uma dieta cetogênica ou com poucos carboidratos, por pelo menos trinta dias antes da prática[14].

É essencial entender que a alimentação não é apenas um meio para saciar a fome, e sim uma maneira de nutrir o corpo e prover energia para as atividades diárias. Quando comemos em excesso, nosso metabolismo se empenha em regular a glicemia, e nossos hormônios distribuem os substratos energéticos pelos tecidos do corpo. Qualquer excesso de energia é metabolizado e armazenado na forma de gordura, nosso principal reservatório energético. Além disso, é importante salientar que a glicose se torna tóxica quando seus níveis são excessivamente elevados na corrente sanguínea e que as reservas de glicose, na forma de glicogênio, são bastante limitadas.

Durante o jejum, a primeira fonte de energia que o corpo consome é o glicogênio. Essa reserva pode durar entre oito e doze horas, dependendo do nosso nível de atividade física. Depois, ocorre uma redução significativa dos níveis de insulina no sangue, um sinal vital para que o organismo comece a acessar as reservas de gordura. É nesse momento que entramos em contato com uma valiosa fonte de energia: os corpos cetônicos! Depois de um período de jejum prolongado, inicia-se a oxidação de gorduras, o que resulta na liberação de corpos cetônicos na corrente sanguínea. Eles têm diversas vantagens, incluindo supressão da fome, estabilização do humor, neuroproteção, ação antioxidante e anti-inflamatória[15]. Portanto, suas mitocôndrias agradecerão por essa fonte de combustível "limpa"!

Existe um mito de que o jejum desaceleraria o metabolismo, mas estudos mostram que isso não é verdade. Quando os níveis de glicose no sangue e a insulina diminuem, nosso sistema simpático é ativado, resultando na liberação de adrenalina e noradrenalina. Esses neurotransmissores desencadeiam a gliconeogênese (produção endógena de glicose) e a lipólise (queima de gordura), aumentando a taxa metabólica basal em 10% a 12%[16]. Esse processo explica por que muitas pessoas se sentem mais concentradas e ativas durante o jejum.

Outra vantagem do jejum é a liberação do hormônio do crescimento (GH). Quando os níveis de glicose caem, nosso sistema simpático é ativado, e a pituitária libera o GH. O pico de liberação desse hormônio ocorre depois de cerca de 48 horas de jejum, sendo crucial para a preservação da massa muscular. A secreção de GH pode aumentar em até 300%. O GH é vital para a reparação celular, a saúde da pele e do cabelo e para a manutenção da massa muscular e óssea[17].

Por volta de dezoito horas depois do jejum, um mecanismo biológico conhecido como autofagia é ativado. A autofagia é um processo celular de "autoalimentação", por meio do qual organelas celulares disfuncionais e proteínas danificadas são degradadas e recicladas. Esse processo é crucial para a manutenção da homeostase celular e tem se mostrado especialmente importante em doenças neurodegenerativas, como Alzheimer[18].

O jejum também demonstrou ter uma ação antioxidante significativa. A redução dos níveis séricos de insulina, ao lado do aumento da circulação de corpos cetônicos e da liberação de hormônios simpáticos, desencadeia a ativação de uma cascata de genes que estimulam fatores antioxidantes. Entre eles, destacam-se o gene supressor de tumor FOXO3 e o fator de transcrição PPRA alfa, envolvidos no metabolismo de triglicerídeos e na inibição do fator nuclear kappa B, que está associado a processos inflamatórios[19].

No contexto clínico, o jejum tem sido explorado como um tratamento coadjuvante do câncer, ajudando a reduzir os efeitos colaterais da quimioterapia e aumentando a eficácia do tratamento em si[20]. O jejum também é um método eficaz contra doenças metabólicas, como diabetes tipo 2 e esteatose hepática, além de ser comumente empregado em estratégias de perda de peso[14].

No entanto, é importante ressaltar que o jejum não é uma solução milagrosa para todos os problemas de saúde. A transição para a prática do jejum deve ser feita de maneira gradual, sempre com a supervisão de um profissional de saúde, para minimizar os riscos. Começar com períodos curtos de jejum e aumentar de modo gradual, monitorando sempre a resposta do corpo, é a abordagem mais segura.

Em suma, quando orientado por profissionais de saúde, o jejum pode ser uma estratégia benéfica para a saúde, mas é crucial lembrar que a alimentação deve ser vista como uma forma de nutrir o corpo, e não apenas de se satisfazer.

Papel do jejum no tratamento e na prevenção de doenças metabólicas e inflamatórias

O jejum intermitente é uma prática alimentar que ganhou bastante atenção por seus possíveis benefícios em diversas condições de saúde, incluindo doenças metabólicas e inflamatórias.

A inflamação crônica é uma resposta patológica do sistema imunológico a agressões persistentes no organismo, como estresse, toxinas, infecções ou doenças autoimunes. Essa condição tem sido associada a várias doenças crônicas, como diabetes tipo 2, doenças cardíacas, doenças autoimunes e até mesmo câncer. Estudos sugerem que o jejum intermitente pode ter um papel anti-inflamatório, contribuindo para a regulação do sistema imunológico e diminuindo a produção de citocinas pró-inflamatórias, proteínas que promovem a inflamação no corpo.

Em uma pesquisa de 2019, pacientes com esclerose múltipla, doença inflamatória autoimune do sistema nervoso central, apresentaram redução na atividade da doença e na produção de citocinas pró-inflamatórias depois de um período de jejum intermitente[21].

Além disso, a prática pode contribuir para a redução da gordura corporal e melhora da resistência à insulina, dois fatores ligados ao estado inflamatório crônico[10]. Recentemente, o jejum intermitente tem sido reconhecido não apenas como uma estratégia eficaz para a perda de peso, mas também como uma ferramenta potencial no manejo de várias doenças metabólicas, por exemplo: esteatose hepática, resistência à insulina e diabetes.

Esteatose hepática (fígado gordo)

A esteatose hepática é uma doença metabólica caracterizada pelo acúmulo excessivo de gordura no fígado. Estudos recentes sugerem que o jejum intermitente pode ajudar no tratamento dessa condição. A prática melhora a sensibilidade à insulina, um fator-chave na esteatose hepática, e ajuda o corpo a queimar a gordura armazenada para energia. Além disso, o jejum intermitente pode reduzir o estresse oxidativo e a inflamação, que estão frequentemente presentes na esteatose hepática[22].

Resistência à insulina

A resistência à insulina é uma condição em que as células do corpo se tornam menos sensíveis ao hormônio que ajuda a transportar a glicose do sangue para as células, utilizando-a como energia. Isso pode levar ao aumento dos níveis de glicose no sangue, o que é um fator de risco para o desenvolvimento de diabetes tipo 2. O jejum intermitente pode ajudar a melhorar a sensibilidade à insulina e, assim, prevenir ou gerenciar a resistência à insulina. Durante o jejum, as células do corpo começam a queimar gordura para energia, o que pode reduzir os níveis de insulina e melhorar a sensibilidade a ela[7].

Diabetes

Diabetes é uma doença crônica caracterizada por altos níveis de glicose no sangue. Na diabetes tipo 2, sua forma mais comum, a resistência à insulina desempenha um papel-chave. Em um estudo publicado na revista *BMJ Case Reports*, pacientes com diabetes tipo 2 que seguiram uma dieta de jejum intermitente tiveram melhora significativa nos níveis de glicose no sangue. Além disso, alguns deles conseguiram parar de tomar medicamentos para diabetes[7].

CURIOSIDADE

O JEJUM MAIS LONGO DO MUNDO

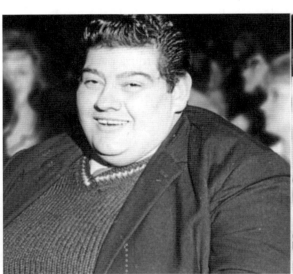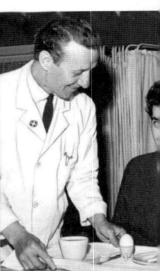

Angus Barbieri emagreceu 125 kg após 382 dias em jejum monitorado (Wikimedia Commons).

Fonte: PREVIDELLI, Fabio. 382 dias depois e 125 quilos mais magro: a insana dieta de Angus Barbieri. *Aventuras na História*, 16 jul. 2020. Disponível em: https://aventurasnahistoria.uol.com.br/noticias/reportagem/382-dias-depois-e-125-quilos-mais-magro-a-insana-dieta-de-angus-barbieri.phtml. Acesso em: 1 set. 2023.

A história de Angus Barbieri ilustra a incrível capacidade adaptativa do corpo humano diante de um estado extremo de privação de alimentos. Barbieri, um homem escocês que pesava por volta de 207 kg, decidiu empreender um jejum para perda de peso, que acabou se estendendo por impressionantes 382 dias, sendo esse o período mais longo de jejum já documentado na literatura científica.

Durante esse período, Barbieri viveu exclusivamente de vitaminas, eletrólitos e água, supervisionado de perto por uma equipe médica. Seu corpo adaptou-se ao estado de privação de alimentos por meio de uma série de mecanismos metabólicos, como a cetose, estado em que o corpo queima gordura armazenada para obter energia.

De fato, seu caso é extremo e único, e foi publicado no *British Medical Journal* em 1973[23]. Ao longo do jejum, Barbieri perdeu cerca de 125 kg, e manteve essa perda de peso depois do término da prática.

Apesar de a história de Barbieri demonstrar o potencial do jejum como ferramenta de perda de peso, é fundamental enfatizar que jejuns prolongados podem ser perigosos e devem ser realizados apenas sob supervisão médica. A adoção de práticas saudáveis de alimentação e atividade física continua sendo a abordagem mais segura e eficaz para a perda de peso em longo prazo.

PARA NÃO ESQUECER:

1 Durante a evolução, os seres humanos desenvolveram a capacidade de passar longos períodos em jejum em virtude da nossa habilidade de armazenar energia na forma de gordura. No entanto, a transição para uma dieta moderna, rica em carboidratos, levou a problemas de saúde, como obesidade, relacionados ao consumo excessivo e frequente de alimentos.

2 A diversidade nas respostas metabólicas entre os indivíduos desempenha um papel importante na predisposição para o ganho de peso. Alguns toleram melhor carboidratos, enquanto outros têm dificuldade em processá-los, o que pode influenciar a saúde metabólica.

3 O jejum intermitente, quando praticado com orientação profissional, oferece benefícios, incluindo a melhora da sensibilidade à insulina, redução da inflamação, estabilização do humor e até potencialização da longevidade. Também pode ser uma ferramenta eficaz no tratamento e prevenção de doenças metabólicas e inflamatórias.

4 O jejum intermitente vem sendo estudado como uma estratégia eficaz no tratamento de condições como esteatose hepática e resistência à insulina. Pode ajudar a reduzir a gordura no fígado, melhorar a sensibilidade à insulina e contribuir para a regulação do sistema imunológico.

5 O jejum intermitente também mostra potencial no manejo da diabetes tipo 2, melhorando significativamente os níveis de glicose no sangue e permitindo até que alguns pacientes reduzam ou parem de tomar medicamentos para diabetes.

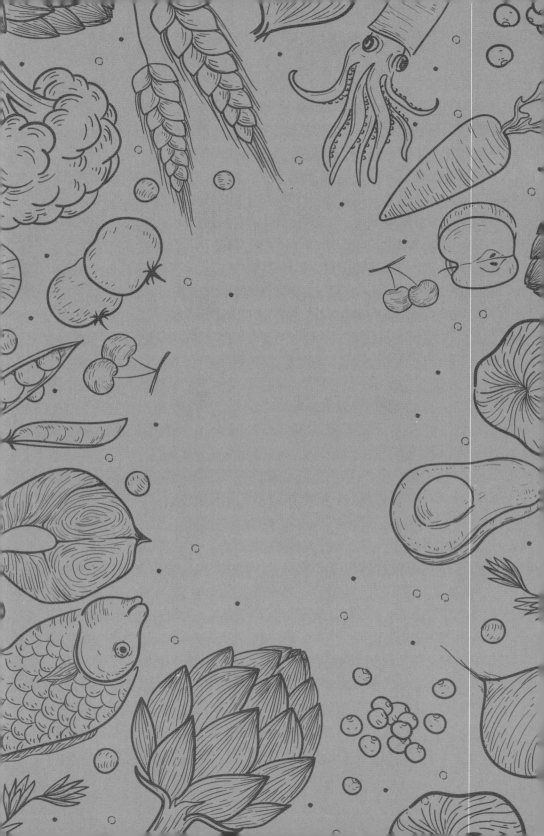

CAPÍTULO 13

REDUZINDO A INGESTÃO DE GRÃOS E SEMENTES: UMA PERSPECTIVA ANCESTRAL

A vida, em todas as suas formas, se empenha num objetivo comum: sobreviver e perpetuar a espécie. Nós, humanos, não somos exceção. E o mesmo acontece no reino vegetal, uma pujante tapeçaria de existência, cuja sobrevivência reside na evolução de defesas astuciosas. Assim como as feras se armam com garras, dentes afiados, couraças impenetráveis e chifres, as plantas desenvolveram um sofisticado arsenal de armas bioquímicas[1].

Essas toxinas vegetais são um catálogo de substâncias que vão desde antinutrientes, quelantes minerais e antibióticos até poderosos pesticidas naturais, os quais, em casos extremos, podem ser fatais para seus consumidores[2].

Aos olhos da nutrição moderna, as plantas são retratadas como bastiões de saúde, o emblema da alimentação saudável. No entanto, curiosamente, apenas uma minúscula fração – por volta de 2% dos vegetais existentes em nosso planeta – é de fato comestível para os humanos[3]. Essa imagem idílica das plantas, como se fossem entregues à Terra por unicórnios coloridos, permite-nos comê-las sem reservas, mas tal representação é enganadora. Mesmo aqueles vegetais que fazem parte dos 2% seguros para o consumo não estão isentos de possíveis riscos à saúde.

As sementes, em particular, são a joia da coroa do reino vegetal. Portadoras de vida, carregam consigo o código genético para dar continuidade à espécie vegetal. Quer estejam encerradas em invólucros protetores, quer expostas como sementes nuas, esses pacotes genéticos em potencial são bem guardados por camadas adicionais de defesa[4].

A toxicidade dessas defesas varia, mas uma coisa é certa: as substâncias que guardam a vida dentro das sementes têm o potencial de provocar uma série de sintomas gastrointestinais significativos em nós, além de serem suspeitas de desencadear alergias e intolerâncias alimentares[5]. Mais adiante, vamos desvendar esses perigos ocultos e explorar como podemos navegar de forma segura na paisagem nutricional de grãos e sementes.

Grãos e cereais: seleção natural encapsulada

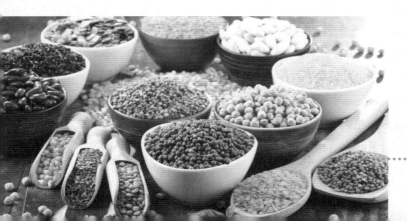

Encontrados sobretudo em grãos, leguminosas, frutos secos e sementes de cereais, os antinutrientes dificultam a absorção de outros nutrientes. E assim, podem ser bem perigosos – sobretudo para pessoas que já estão em carência nutricional.

Fonte: MONSORES, Julia. Antinutrientes: o que são e como tirá-los dos alimentos? *Seleções Reader's Digest*, 4 abr. 2022. Disponível em: https://www.selecoes.com.br/saude-bem-estar/antinutrientes/. Acesso em: 1 set. 2023.

As entranhas de grãos e cereais abrigam sementes, que são fontes fecundas de vida. No entanto, podem ser palcos de um espetáculo daninho para a saúde humana. Um exemplo paradigmático é a doença celíaca, resposta autoimune desencadeada pelo glúten, uma substância tóxica presente no trigo[6]. Ainda que seja um caso ilustrativo, está longe de ser a única manifestação clínica relacionada ao consumo de grãos e cereais.

Vamos ao feijão, cujas lectinas, como a fito-hemaglutinina, são dotadas de uma potência tóxica que demanda o preparo cuidadoso do grão, envolvendo horas de imersão em água e um cozimento extensivo para atenuar sua toxicidade[7]. Mesmo com esses cuidados, alguns indivíduos ainda podem experienciar desconfortos digestivos depois da ingestão. Em situações mais graves, a intoxicação pelo consumo de feijão mal preparado pode conduzir a hospitalizações.

Por sua vez, a aveia abriga uma lectina denominada avenina, que pode desencadear intolerância em determinados indivíduos, de maneira similar ao glúten[8]. Alergias a amendoim, uma leguminosa, e a outros tipos de nozes, como amêndoas e avelãs, também podem representar perigos substanciais, com casos de anafilaxia relatados[9].

Recordando nossa discussão anterior, as sementes podem ser classificadas quanto à sua proteção externa – ou seja, aquelas revestidas por cascas e as nuas. Embora a natureza dessas proteções varie, todas abrigam um coquetel próprio de toxinas. Consideremos, por exemplo, as sementes nuas, que não dispõem de uma barreira física contra os predadores: à primeira vista, podem parecer vulneráveis, porém estão longe de ser inofensivas.

As sementes nuas contêm taninos de sabor amargo e fitatos que interferem na absorção de nutrientes[10]. Do ponto de vista evolutivo, se consumidas, ameaçando a continuação da espécie, podem causar respostas adversas em seus predadores, desencorajando futuras investidas.

Por último, temos a castanha-de-caju, uma semente nua que abriga o ácido anacárdico. Esse composto fenólico, embora tenha propriedades antioxidantes e esteja sob investigação por seus potenciais benefícios terapêuticos, exibe toxicidade significativa para a mucosa intestinal[11]. É por isso que a castanha-de-caju deve ser sempre consumida depois de um preparo adequado, nunca crua.

Fitatos

Com grande prazer, adentramos no mundo oculto dos grãos. A princípio, eles parecem inocentes e até promovem a sensação de saciedade. No entanto, como o destino gosta de pregar peças, os grãos trazem em sua bagagem um complexo antinutriente: os fitatos.

Apesar de vitais para as plantas, os fitatos carregam consigo um efeito potencialmente indesejado para nós, seres humanos. Imagine que você está com sede e chega a uma fonte de água. No entanto, quando tenta beber, descobre que a água está trancada com um cadeado chamado fitato. É isso que os fitatos fazem com nossos minerais: eles os aprisionam e impedem que nosso corpo os absorva efetivamente. Essa é a razão de certas dietas restritivas causarem deficiência de nutrientes vitais. E, como em um bom romance de suspense, a questão não é apenas quais nutrientes estão presentes nos alimentos, mas se conseguimos de fato absorvê-los[12-16].

Fitoesteroides

Os fitoesteroides, mascarados como benfeitores, podem causar estragos hormonais. Eles são como personagens travessos em uma comédia de erros: interferem no delicado equilíbrio do nosso sistema endócrino, provocando desde disfunção hormonal até infertilidade e câncer. O dano pode ser, portanto, extenso e profundo.

Você pode estar se perguntando: "E agora? Como escapar desses traiçoeiros antinutrientes?". A resposta, meu querido leitor, está na mesma sabedoria ancestral que vem alimentando nossas espécies desde tempos imemoriais: no fogo, que nos proporcionou não apenas uma maneira de desfrutar de uma variedade maior de alimentos como também de desarmar antinutrientes, a exemplo dos fitatos. O processo de cozimento, em particular de grãos e leguminosas, pode reduzir significativamente o conteúdo de fitatos e tornar os minerais mais disponíveis para absorção.

Outras práticas ancestrais, como a fermentação e a germinação, também têm se mostrado úteis. A fermentação, usada desde os tempos pré-históricos para preservar alimentos, pode reduzir os fitatos e aumentar a disponibilidade de minerais. A germinação, por sua vez, um processo natural pelo qual uma semente se transforma em planta, reduz os antinutrientes e aumenta a disponibilidade de nutrientes.

Quanto aos fitoesteroides, a diversificação da dieta é a chave. Assim como um jardim floresce com uma variedade de flores, nosso corpo prospera com uma variedade de alimentos, o que garantirá que não estejamos consumindo demais de um único alimento nem ingerindo fitoesteroides em excesso. No entanto, é fundamental lembrar que cada um de nós é único. As necessidades nutricionais variam dependendo de uma série de fatores, incluindo idade, sexo, saúde geral e até mesmo genética. Portanto, sempre que possível, busque orientação de profissionais de saúde para personalizar sua alimentação com base em suas necessidades individuais.

Lectinas

Agora, voltemos nossa atenção para as misteriosas e quase invisíveis substâncias chamadas lectinas, que se escondem em muitos alimentos de origem vegetal, incluindo os onipresentes grãos e cereais[17]. Imagine essas criaturas astutas como uma espécie de ladrão, que se liga aos carboidratos específicos na superfície das células do nosso trato digestivo, em cujo encontro malicioso as paredes do intestino são danificadas, levando a um incêndio inflamatório e à má absorção de vitaminas e minerais essenciais para a saúde[18].

Vamos dar um passo adiante e falar sobre um membro famoso (ou deveríamos dizer infame?) da família das lectinas: o glúten, estrela de muitos dos alimentos que amamos, como pães e massas. Para os indivíduos com intolerância a ele, porém, essa proteína, encontrada em cereais como trigo, cevada e centeio, pode ser um verdadeiro vilão[19].

Intolerância ao glúten é uma condição genética conhecida como doença celíaca. O sistema imunológico das pessoas que sofrem desse mal ataca as próprias células intestinais quando o glúten é consumido, o que pode provocar uma série de sintomas desconfortáveis, incluindo dor abdominal, inchaço e anemia[20]. No entanto, existem outras condições relacionadas a essa intolerância, como a sensibilidade ao glúten não celíaca e a alergia ao trigo, que, embora menos graves, podem causar desconforto e dificuldades digestivas.

A boa notícia é que, para um tratamento eficaz, a dieta sem glúten é a solução, mas requer atenção aos detalhes, pois ele pode estar escondido em uma variedade de alimentos processados. Por isso, é sempre recomendado ler os rótulos com cuidado e, se possível, procurar orientação médica ou nutricional a fim de adaptar sua dieta às suas necessidades individuais.

Avenina

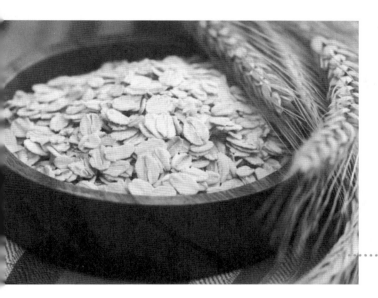

A aveia é considerada um alimento funcional porque promove efeitos benéficos à saúde quando consumida dentro de um plano alimentar adequado.

Fonte: DORAZIO, Bia. Aveia, um alimento funcional. *G1*, 14 fev. 2017. Disponível em: https://g1.globo.com/sp/presidente-prudente-regiao/blog/nutricao-pratica/post/aveia-um-alimento-funcional.html. Acesso em: 1 set. 2023.

Adentrando agora no reino da aveia, somos apresentados a uma nova personagem em nossa saga nutricional – a avenina, proteína que pode ser um adversário formidável para aqueles cujo corpo não consegue processá-la de modo adequado, provocando uma sequência de sintomas desconcertantes[21].

Às vezes, a intolerância à avenina se mascara habilmente como intolerância ao glúten, sobretudo porque a aveia é cultivada com frequência no mesmo solo que o trigo, a cevada e o centeio, campeões do conteúdo de glúten[22]. Embora a intolerância à avenina possa ser menos prevalente que a intolerância ao glúten, isso não a torna menos significativa, e suas consequências vão desde desconforto físico – incluindo inchaço, dor abdominal, diarreia, náusea e vômito – até problemas neurológicos mais insidiosos, como dores de cabeça, fadiga e irritabilidade[23].

Lectinas do feijão

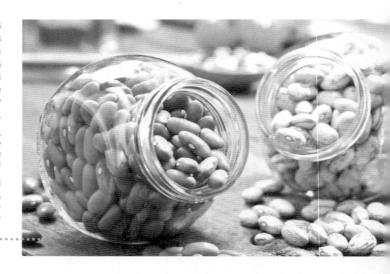

As lectinas são proteínas presentes em inúmeros alimentos essenciais, e a sua toxicidade pode ser eliminada por meio do preparo.

Fonte: LIMA, Rita. Lectinas: saiba o que são e o impacto que podem ter na sua alimentação. *Vida Ativa*, 3 jun. 2020. Disponível em: https://www.vidaativa.pt/lectinas/. Acesso em: 1 set. 2023.

Agora vamos falar de um alimento queridinho dos brasileiros, o feijão, tão comum em nossa dieta, mas que carrega uma arma secreta: a fito-hemaglutinina, ou PHA. Essa é a lectina do feijão, uma proteína resistente que se revela perigosa em grandes quantidades, especialmente se o feijão estiver cru ou malcozido[24].

A intoxicação por lectinas do feijão não é um evento raro, com várias ocorrências descritas na literatura, cujos sintomas são náuseas, vômitos, diarreia, dor abdominal, febre e calafrios. Nos casos mais extremos, podemos nos deparar com desidratação, perda de eletrólitos e, aterrorizantemente, choque[25].

No entanto, não tema, leitor! Há uma maneira de minimizar os efeitos desse inimigo oculto. O segredo é cozinhar o feijão de modo correto – pelo menos por trinta minutos a uma temperatura que inative a PHA. Além disso, deixar os feijões de molho por algumas horas antes do cozimento pode ajudar a reduzir a concentração de lectinas[26]. E, se a batalha for perdida, buscar atendimento médico imediato é a ação mais segura.

Oxalatos

Os oxalatos são antinutrientes astutos que conseguem se infiltrar em uma variedade impressionante de alimentos, especialmente aqueles de origem vegetal, como cereais, sementes, espinafre, beterraba, nozes e até chocolate[27, 28].

Esses compostos são capazes de se ligar a cátions como o cálcio, mas também a outros metais como ferro, magnésio e zinco[28]. O lado sombrio deles reside no fato de que seu consumo excessivo pode levar à formação de cálculos renais de oxalato de cálcio. Isso ocorre quando o oxalato de cálcio se acumula nos rins, formando cristais que podem se agrupar[29].

Tais nutrientes existem como um oxalato solúvel, que interfere na absorção de minerais no intestino, ou como sais insolúveis, que são eliminados com as fezes. Em qualquer forma, são considerados antinutrientes por atrapalhar o processo de absorção de minerais vitais[30].

Cereais como o trigo integral e o centeio, muitas vezes aclamados por seus benefícios à saúde, podem esconder entre 10 e 50 mg de oxalatos por porção de 100 g[32, 33]. Sementes de girassol e amêndoas, também populares, podem conter respectivamente cerca de 220 a 720 mg e 380 a 470 mg de oxalatos por porção de 100 g[34, 35].

Algumas pessoas apresentam maior risco de desenvolver cálculos renais de oxalato de cálcio, como aquelas que já tiveram cálculos renais antes, têm uma dieta rica em oxalatos, sofrem de doença inflamatória intestinal ou apresentam distúrbios metabólicos que aumentam a produção de oxalatos[31]. No entanto, equilibrar a ingestão de alimentos que os contêm, preparando-os corretamente e monitorando a saúde dos rins, pode ajudar a manter esses antinutrientes sob controle.

* * *

A chave para um final feliz nessa história está no equilíbrio. Não precisamos banir alimentos com as substâncias citadas aqui de nossas dietas, mas consumi-los de forma esporádica. A nutrição, meu querido leitor, é um campo minado de complexidades. Nosso trabalho, ao longo deste livro, é guiá-lo por esse terreno difícil para que possamos, juntos, encontrar um caminho para uma alimentação saudável e balanceada.

PARA NÃO ESQUECER:

1 As plantas desenvolveram várias toxinas para se protegerem, incluindo antinutrientes, quelantes minerais e pesticidas naturais, que podem ter impactos na saúde humana quando consumidos.

2 É importante adotar a diversificação da dieta como estratégia para evitar a ingestão excessiva de antinutrientes, incluindo fitatos, fitoesteroides, lectinas e oxalatos, que podem prejudicar a absorção de nutrientes essenciais.

3 Preparar grãos e leguminosas de maneira adequada, utilizando técnicas como cozimento, fermentação e germinação, é essencial a fim de reduzir a presença de antinutrientes, tornando os minerais mais disponíveis para absorção.

4 Intolerâncias alimentares, como a doença celíaca e intolerâncias ao glúten e à avenina, podem causar diversos sintomas, enfatizando a importância do diagnóstico e da adaptação dietética adequados.

5 O objetivo deve ser atingir o equilíbrio na dieta, não a eliminação completa de alimentos que contenham antinutrientes, com consumo esporádico e consciente, atenção à saúde renal e a outras necessidades individuais.

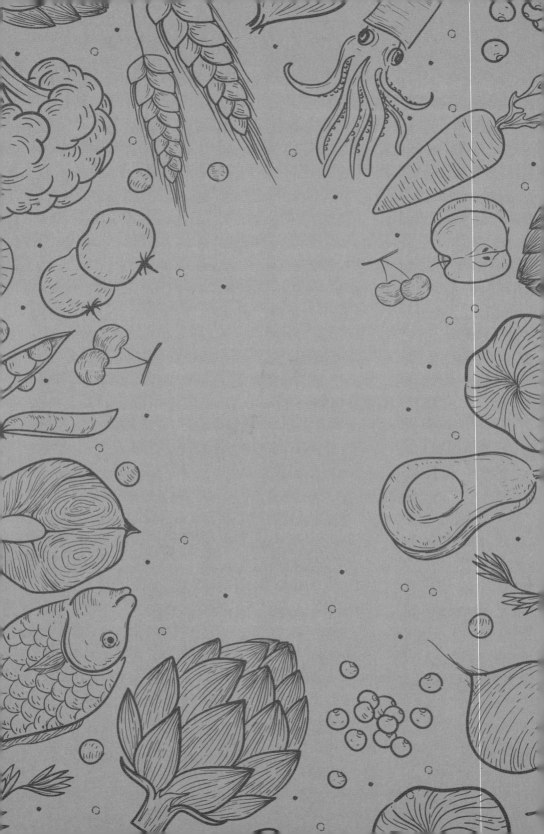

CAPÍTULO 14

DESVENDANDO O MITO DAS GORDURAS: VILÃS OU HEROÍNAS?

Gorduras. Muitos sentem calafrios ao ouvir falar delas, porém, paradoxalmente, a vida humana está ligada a elas. Cruciais para nossos processos metabólicos e essenciais na estrutura de todas as nossas células, as gorduras desempenham o papel de coestrela – ao lado da glicose – na produção da nossa energia vital. Elas são não apenas importantes; são indispensáveis.

Desde tempos imemoriais, antes mesmo de a Revolução Agrícola nos proporcionar carboidratos ricos em energia, as gorduras foram a nossa principal fonte de sustento. E estão não apenas em nossa dieta, mas também na essência do ser humano: quase 60% do cérebro é composto de gorduras, e o coração, o poderoso motor de nosso corpo, depende delas para bater normalmente.

Contudo, algo estranho ocorreu no século passado: as gorduras, que sempre nos nutriram e sustentaram, foram transformadas, de modo repentino, em nossas inimigas número um, sobretudo as naturais de origem animal. As mesmas gorduras que permitiram a evolução da nossa espécie passaram a ser vistas como veneno[1].

Até 1900, a gordura animal – sobretudo a banha de porco, o sebo bovino e a manteiga – era praticamente a única fonte de gordura na alimentação humana. Os óleos vegetais, de aspecto líquido, cor escura e odor desagradável, eram reservados para a produção de sabão e lubrificantes.

Mas então, em 1911, a Procter & Gamble (P&G) criou a Crisco, a primeira gordura vegetal passível de encurtamento – um processo que transforma o óleo em um produto sólido ou pastoso em temperatura ambiente por meio de um método chamado hidrogenação. Diferente, clara, inodora e mais barata que a gordura animal, a Crisco parecia uma evolução maravilhosa. Nas campanhas publicitárias, a P&G a promovia como uma inovação tecnológica e saudável, usando imagens de cientistas em laboratórios brancos em contraste com porcos chafurdando na lama[3].

A gordura saturada, portanto, presente em maior quantidade nos alimentos de origem animal e que nos deu energia vital para evoluir, foi sentenciada. Condenada sem uma evidência científica robusta. Antes dessa reviravolta, as doenças cardiovasculares eram desconhecidas.

A chegada das gorduras hidrogenadas transformou radicalmente a indústria alimentícia, abrindo caminho para o ultraprocessamento dos alimentos e a consequente epidemia de doenças crônicas como aterosclerose, hipertensão, obesidade, diabetes, doenças neurodegenerativas e até mesmo vários tipos de câncer. E agora havia um vilão: a gordura saturada[2].

Neste capítulo, vamos mergulhar nos mistérios das gorduras, desmascarar mitos e descobrir verdades sobre como elas afetam nosso corpo.

O mito desmontado da gordura saturada [4-9]

Mergulhamos agora em uma investigação fascinante que abalou as bases de décadas de conselhos dietéticos. A gordura saturada, que por tanto tempo foi banida de nossos pratos, está recebendo uma reavaliação científica. Perguntamo-nos: os conselhos de restringir o consumo dessa substância estão fundamentados em evidências científicas sólidas?

Voltemos a 1912, quando o Dr. James Herrick identificou pela primeira vez os sintomas de um ataque cardíaco – a angina pectoris. Ele documentou que a dor no peito, acompanhada de falta de ar, suor frio e náuseas, estava associada a um bloqueio na corrente sanguínea para o coração, provocando danos ao músculo cardíaco. Esses incidentes eram raros até os anos 1930. Nos Estados Unidos, por exemplo, apenas três mil casos eram registrados todos os anos. Contudo, a partir dos anos 1950, os números dispararam vertiginosamente.

Esse aumento coincidiu com a ascensão da indústria alimentícia financiando estudos que demonizavam a gordura animal em benefício das gorduras de sementes que eles produziam quimicamente. Uma pesquisa que veio a desempenhar papel primordial nessa mudança foi a do renomado fisiologista americano Ancel Keys, responsável por postular uma hipótese intrigante que ligava a ingestão de gordura saturada ao acúmulo de colesterol nas artérias, causando ataque cardíaco. Os dados coletados de 22 países no pós-guerra pareciam, à primeira vista, validar a teoria de Dr. Keys. No entanto, ao não encontrar uma correlação direta, ele convenientemente omitiu as informações dos países que contradiziam sua hipótese.

Publicando as estatísticas de apenas sete países – Estados Unidos, Iugoslávia, Finlândia, Holanda, Itália, Grécia e Japão –,

Dr. Keys chegou a uma conclusão que causou furor: a dieta rica em gorduras saturadas estava relacionada ao aumento do risco de doenças cardíacas. Seu "Estudo dos sete países" foi prontamente aceito pela indústria alimentícia e pelo governo americano, que incentivou uma dieta baixa em gorduras saturadas e uma redução drástica no consumo de proteínas animais.

No entanto, uma enxurrada de pesquisas mais recentes começou a questionar essa narrativa simplista. Uma análise feita em 2010 de 21 estudos não encontrou provas significativas de que a ingestão de gordura saturada aumentasse o risco de doenças cardíacas. Mais adiante, em 2013, um estudo publicado no *British Medical Journal* concluiu que a gordura saturada não é prejudicial à saúde cardiovascular.

O mito foi, então, desvendado: a alegação de que a gordura saturada é a principal causa de doenças cardíacas é uma narrativa perpetuada por décadas sem fundamento científico sólido. Apesar da importância de mantermos uma dieta equilibrada e saudável, parece que a demonização da gordura saturada é injustificada e enganosa.

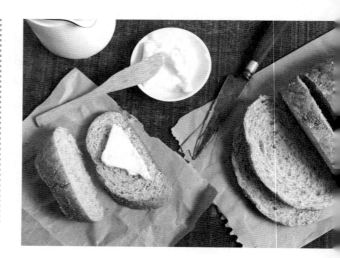

Nas décadas passadas, a manteiga foi injustamente associada ao surgimento de doenças cardiovasculares, em virtude de seu alto teor de gordura saturada. No entanto, a ciência vem mudando esse preceito, pois descobriu-se que a gordura saturada utilizada de forma correta não é maléfica para a saúde.
Fonte: Imagem de Freepik

Colesterol: o anabolizante natural esquecido

Uma vez que desmontamos o mito da gordura saturada, chegou a hora de repensarmos a maneira como entendemos o colesterol. Longe de ser o vilão da saúde, o colesterol é, de fato, vital para o funcionamento do nosso corpo, desempenhando papéis fundamentais na produção hormonal, integridade das membranas celulares e síntese de vitamina D.

O colesterol é a base para a produção de mais de trinta hormônios diferentes, incluindo esteroides como a testosterona, o cortisol e a vitamina D[10]. Isso faz dele um anabolizante natural, fundamental para o nosso bem-estar físico e mental. Além disso, o colesterol é crucial para a manutenção da estrutura e função das membranas celulares, sendo essencial para o funcionamento adequado dos receptores celulares, incluindo os receptores para ocitocina, serotonina e insulina[11].

Várias pesquisas têm demonstrado a importância do colesterol para a saúde humana. Um estudo de 2013, publicado na revista *QJM: An International Journal of Medicine*, analisou a relação entre o colesterol e a longevidade e chegou à conclusão de que as pessoas com colesterol mais alto tendiam a viver mais[12]. Um estudo de 2004, publicado no *Journal of Clinical Endocrinology & Metabolism*, descobriu que homens com níveis mais baixos de colesterol tinham menos desejo sexual, pois o colesterol é fundamental para a produção de testosterona[13].

O organismo humano produz colesterol naturalmente, e esse interno é, na realidade, mais crucial para nossa saúde do que o ingerido por meio da dieta. Quando comemos alimentos ricos em gorduras saturadas, nosso corpo compensa produzindo menos colesterol, mantendo assim um equilíbrio.

É importante lembrar que, apesar de sua importância, a regulação dos níveis de colesterol deve ser feita de maneira equilibrada, levando em conta o quadro geral da saúde do indivíduo. Alguns medicamentos usados para reduzir os níveis de colesterol, como as estatinas, podem ter efeitos colaterais indesejados. Por exemplo, as estatinas podem inibir a produção de coenzima Q10, um composto vital para a produção de energia celular[14].

O colesterol, portanto, longe de ser um inimigo, é um componente crucial do nosso corpo. É necessário entendermos sua importância e complexidade, e sempre consultar um profissional de saúde qualificado para discutir qualquer preocupação e ajustar a abordagem dietética da melhor maneira possível.

PARA NÃO ESQUECER:

1 As gorduras naturais são fundamentais para o bom funcionamento do corpo humano, pois desempenham papel essencial na estrutura das células, produção de energia e regulação hormonal.

2 Ao longo do século passado, as gorduras naturais de origem animal foram transformadas em vilãs, especialmente as saturadas, em virtude da ascensão da indústria alimentícia e da promoção de gorduras vegetais processadas.

3 A demonização da gordura saturada deve ser evitada. As evidências científicas recentes não encontraram uma ligação significativa entre o consumo de gordura saturada e doenças cardíacas, o que desfaz de uma vez por todas esse mito alimentar de décadas.

4 O colesterol desempenha papéis vitais no corpo, incluindo a produção de hormônios, integridade das membranas celulares e síntese de vitamina D; sua presença no organismo é, portanto, essencial para a saúde.

5 É de suma importância entender que a ingestão de gorduras naturais é fundamental para o ótimo funcionamento do organismo.

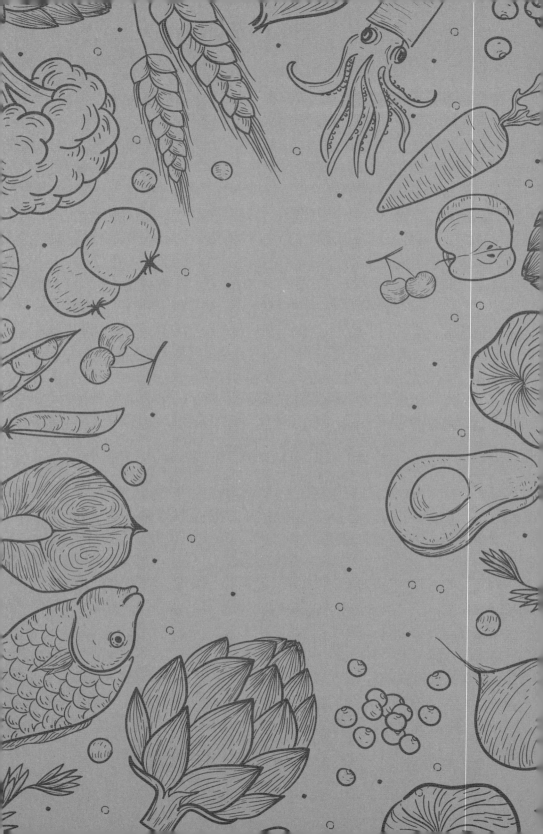

CAPÍTULO 15

GORDURAS NATURAIS VS. GORDURAS INDUSTRIAIS: COMPREENDENDO A INFLAMAÇÃO E A ATEROSCLEROSE

Muitas vezes, a discussão sobre a aterosclerose – um processo no qual placas de gordura se acumulam nas paredes das artérias – tende a se concentrar exclusivamente no papel do colesterol e das gorduras. No entanto, é importante salientar que a aterosclerose é, em sua essência, uma doença inflamatória[1], o que nos faz concluir que a inflamação crônica desempenha um papel fundamental no desenvolvimento e progressão da aterosclerose.

Pesquisas têm demonstrado que uma dieta ocidental típica, rica em gorduras trans e ômega-6 provenientes de óleos vegetais processados, pode promover um estado inflamatório crônico[2].

Uma proporção elevada de ômega-6 em relação ao ômega-3 na dieta tem sido associada a um risco aumentado de várias doenças crônicas, incluindo doenças cardíacas e inflamação crônica[3]. Atualmente, a média de consumo de ácidos graxos poli-insaturados na dieta ocidental é de aproximadamente 80 g por dia, muito acima do recomendado.

Por outro lado, as gorduras naturais – como as encontradas em carnes, ovos, laticínios e alguns frutos como coco, abacate e azeitonas – são uma fonte essencial de nutrientes e desempenham funções vitais em nosso corpo. Essas gorduras contêm uma combinação saudável de gorduras poli-insaturadas, monoinsaturadas e saturadas, cada uma desempenhando funções únicas no organismo.

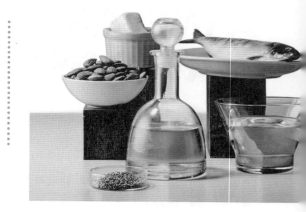

Azeite, sardinha e amêndoas estão entre as fontes de gordura insaturada (Foto: Dulla/SAÚDE é Vital).

Fonte: MANARINI, Thaís. O que é gordura insaturada e onde encontrar nos alimentos? *Veja Saúde*, 25 set. 2018. Disponível em: https://saude.abril.com.br/alimentacao/o-que-e-gordura-insaturada-e-onde-encontrar-nos-alimentos. Acesso em: 1 set. 2023.

Por exemplo, os ácidos graxos poli-insaturados, que incluem ômega-3 e ômega-6, são fundamentais para o funcionamento do nosso sistema nervoso e cardiovascular[4]. As gorduras monoinsaturadas podem ajudar a reduzir o LDL (conhecido como "colesterol ruim") e aumentar o HDL (ou "colesterol bom"), enquanto as gorduras saturadas contribuem com a saúde dos ossos e auxiliam a regular os níveis de hormônios no organismo[5, 6].

No entanto, é importante notar que o consumo excessivo de qualquer tipo de gordura pode ser prejudicial à saúde. Uma dieta equilibrada, rica em gorduras naturais e pobre em gorduras industriais, combinada a um estilo de vida saudável, é a chave para uma saúde ótima. Em vez de temer as gorduras, portanto, é crucial entender a diferença entre as gorduras naturais e industriais. Optar por alimentos frescos e naturais, ricos em gorduras saudáveis, e evitar os alimentos processados, que costumam conter gorduras industriais, pode ajudar a manter a inflamação sob controle, melhorar a saúde geral e reduzir o risco de doenças crônicas.

Ressignificando a gordura na dieta

Longe de serem vilões inquestionáveis, esses componentes têm funções críticas no nosso corpo e podem, de fato, promover a saúde quando compreendidos e consumidos de modo correto.

De início, discutimos como as gorduras saturadas, ao contrário do senso comum, não estão inequivocamente ligadas a um risco aumentado de doenças cardíacas. Na realidade, uma alimentação moderada em gorduras saturadas naturais pode fazer parte de uma dieta saudável.

Avançamos a discussão ao explorar o papel vital do colesterol, que é a base para a produção de uma série de hormônios essenciais e desempenha papel importante na integridade das membranas celulares e na síntese de vitamina D. Nesse sentido, o colesterol é um componente vital do nosso corpo.

Entretanto, precisamos também reconhecer que a verdadeira ameaça para a saúde cardiovascular e geral não é a gordura em si, mas a inflamação crônica alimentada por dietas ocidentais típicas, ricas em gorduras trans e ômega-6 de óleos vegetais processados.

O desequilíbrio entre o ômega-3 e o ômega-6, com consumo excessivo deste último, é um dos fatores que promovem o estado inflamatório crônico.

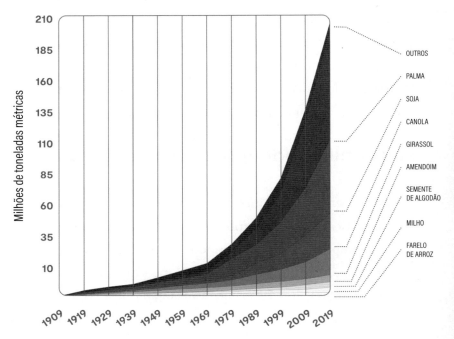

Produção global de óleo vegetal por décadas.
Fonte: NELSON, Corey. *Are Seed Oils Toxic? The Latest Research Suggests Yes*. 15 maio 2022. Disponível em: https://www.zeroacre.com/blog/are-seed-oils-toxic. Acesso em: 1 set. 2023.

Por fim, concluímos que as gorduras naturais têm um lugar vital na dieta humana. As gorduras encontradas em alimentos como carne, ovos, laticínios, coco, abacate e azeitonas proporcionam uma mistura saudável de gorduras poli-insaturadas, monoinsaturadas e saturadas, cada uma com funções distintas no organismo. Em contraste, as gorduras industriais, que incluem gorduras trans e óleos vegetais processados, são prejudiciais e devem ser minimizadas.

Este capítulo, portanto, serve de lembrete de que a relação entre gordura e saúde é complexa e multifacetada, exigindo uma compreensão mais matizada e abrangente. Além disso, destaca a importância de buscar um aconselhamento nutricional qualificado, que possa levar em consideração as necessidades e circunstâncias individuais, para garantir a melhor abordagem dietética.

PARA NÃO ESQUECER:

1 Aterosclerose é uma doença inflamatória: não é apenas sobre o colesterol e as gorduras, mas é fundamentalmente uma doença inflamatória. A inflamação crônica desempenha um papel crucial no seu desenvolvimento e progressão.

2 Evite dietas ricas em gorduras industriais: dietas ocidentais típicas, com alto teor de gorduras trans e ômega-6 de óleos vegetais processados, podem promover a inflamação crônica. Reduzir o consumo dessas gorduras industriais é essencial para a saúde.

3 Compreenda as gorduras naturais: elas são encontradas em alimentos como carne, ovos, laticínios, coco, abacate e azeitonas e são essenciais, desempenhando funções vitais em nosso corpo. Elas contêm uma mistura saudável de gorduras poli-insaturadas, monoinsaturadas e saturadas.

4 O desequilíbrio entre ômega-3 e ômega-6 na dieta, com um consumo excessivo do último, pode promover a inflamação crônica. Portanto, é importante monitorar e equilibrar a ingestão desses ácidos graxos.

5 A relação entre gordura e saúde é complexa e varia de pessoa para pessoa. Logo, é essencial buscar orientação nutricional qualificada para desenvolver a melhor abordagem dietética que atenda às suas necessidades e circunstâncias individuais.

Essas mensagens destacam a importância de entender as diferenças entre gorduras naturais e industriais e como elas afetam nossa saúde, bem como a necessidade de uma abordagem personalizada para a dieta.

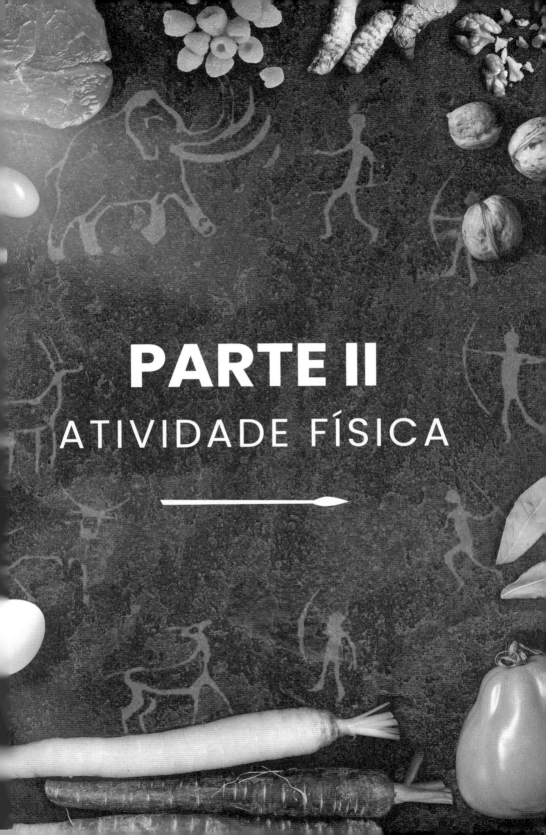

PARTE II
ATIVIDADE FÍSICA

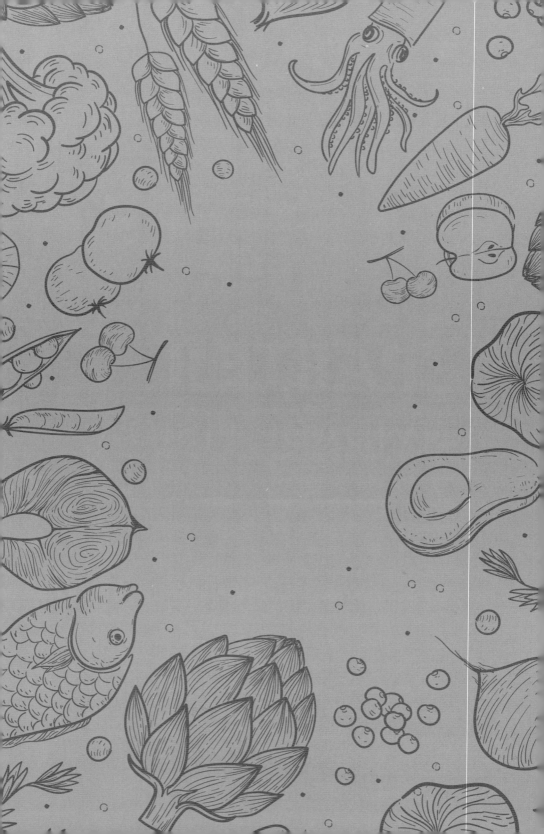

CAPÍTULO 16

ATIVIDADE FÍSICA É REMÉDIO

Éramos mais ativos fisicamente

Dê um passo atrás no tempo comigo e imagine os primeiros seres humanos, que habitavam a Terra milhares de anos atrás. A vida deles, na Pré-história, era um verdadeiro testemunho de força e resistência. Com a sobrevivência vinculada ao constante movimento, à fuga de predadores e à busca por alimentos, nossos ancestrais passavam a maior parte do dia em movimento, tendo amplo contato com a luz solar, o que contrasta, de forma gritante, com o estilo de vida que adotamos hoje.

Avance um pouco no tempo. Chegamos à Revolução Industrial e ao subsequente crescimento das cidades. As pessoas ainda se moviam muito, caminhavam grandes distâncias, e suas atividades diárias exigiam bastante esforço físico. Até mesmo as tarefas profissionais eram bem mais ativas do que agora. No entanto, já era possível ver a chegada de novas tecnologias que aliviavam parte desse esforço, como as empilhadeiras e outros equipamentos que facilitavam a movimentação de cargas pesadas.

Chegamos então ao mundo em que vivemos hoje. Com a inserção massiva de novas tecnologias em nossa rotina, a tendência é que nos movamos cada vez menos. Ficamos horas sentados à frente de computadores, presos a telas de televisão ou celulares, nos locomovendo de carro ou transporte público, com uma quantidade ínfima de exposição à luz solar.

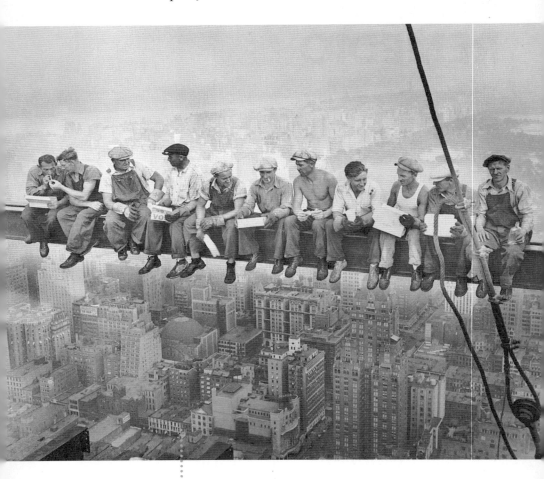

Lunch atop a skyscraper (Almoço no topo de um arranha-céu), de Charles C. Ebbets, imagem histórica de 1932. Todos os operários são magros (Foto: Reuters/Charles C. Ebbets/Corbis).

Fonte: Disponível em: https://pt.wikipedia.org/wiki/Lunch_atop_a_Skyscraper. Acesso em: 1 set. 2023.

Essa mudança drástica no estilo de vida tem um impacto imenso em nossa saúde e longevidade. Vários estudos apontam que a falta de atividade física regular aumenta o risco de doenças crônicas, como obesidade, diabetes e doenças cardiovasculares, além de aumentar a mortalidade em geral. A falta de exposição solar também prejudica a produção de vitamina D, crucial para a saúde óssea, muscular e imunológica.

Embora a tecnologia possa parecer uma vilã nesse contexto, é importante lembrar que ela é apenas uma ferramenta. Nós, seres humanos, precisamos aprender a usá-la para nosso benefício. Ao invés de deixar que nos prenda a um estilo de vida sedentário, devemos procurar maneiras de utilizar a tecnologia para que nos movamos mais, expondo-nos ao sol de maneira segura e moderada, garantindo assim uma vida mais saudável e longeva. Afinal, nosso corpo é incrivelmente adaptável e pronto para a ação, e precisa do movimento e da luz solar – tão presentes na vida de nossos ancestrais.

Podemos dizer que este capítulo aborda o retorno aos fundamentos de nossa espécie, mas em um contexto diferente. Trata-se de uma busca pela fusão equilibrada entre tecnologia e saúde, e de como podemos resgatar a sabedoria dos nossos antepassados e aplicá-la ao mundo moderno. É um desafio, sem dúvida, mas também uma aventura emocionante na qual vale a pena embarcar.

Musculatura forte é um dos segredos para a longevidade

Com o passar dos anos, a busca por uma vida longa e saudável se tornou cada vez mais presente no dia a dia das pessoas. Diversos estudos têm sido conduzidos para entender os fatores que influenciam a longevidade, e um deles chama a atenção dos especialistas: a musculatura. Cada vez mais se evidencia que a força muscular está ligada a uma vida longa e saudável, e que os músculos são responsáveis não apenas por movimentar o corpo, mas também por regular processos hormonais e metabólicos no organismo.

Estudo publicado recentemente pela Universidade Harvard demonstrou o poder da atividade física. Comparando pessoas que se exercitavam com aquelas que não o faziam, foi possível analisar que mesmo tabagistas, obesos e indivíduos com alterações nos níveis de colesterol que se exercitavam tinham menos chance de morrer precocemente do que aqueles que não apresentavam nenhum desses fatores de risco, mas não praticavam atividade física com regularidade. Não é fascinante isso?

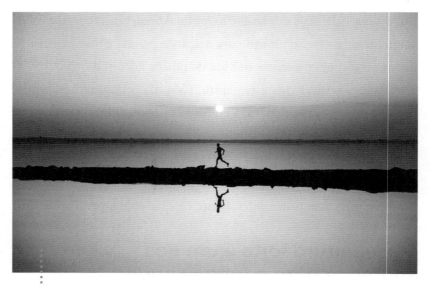

Milhões de mortes por ano podem ser evitadas com atividade física.
Fonte: drobotdean / Freepik

A falta de músculos precede a nossa morte

A sarcopenia é a perda da massa e força muscular progressiva e generalizada. Ainda que seja mais prevalente em idosos, pode ocorrer mais cedo, sobretudo se associada a doenças crônicas ou estilos de vida sedentários. O termo sarcopenia é derivado do grego *sarx* (ou carne) e *penia* (que significa perda).

Como o pôr do sol que marca o fim de um dia, a sarcopenia é vista com frequência como um presságio do fim da jornada da vida. Isso acontece porque essa condição é associada a uma série de resultados negativos para a saúde, como maior risco de quedas, incapacidade, hospitalização e mortalidade.

Ao envelhecermos, a sarcopenia se torna uma ameaça iminente. Depois dos trinta anos, começamos a perder por volta de 3% a 5% de massa muscular a cada década, um fenômeno que se acelera depois dos sessenta anos. No entanto, assim como as estrelas começam a brilhar no céu enquanto o sol se põe, também há esperança quando se trata de sarcopenia. Embora possamos ver a doença como o pôr do sol que precede o fim, também é importante lembrar que o sol sempre renasce. Isso significa que existem ações que podemos tomar para retardar, prevenir ou até mesmo reverter a sarcopenia.

Os músculos são como uma reserva de saúde que podemos construir e manter ao longo da vida. A atividade física, sobretudo o treinamento de resistência ou força, é a maneira mais eficaz de prevenir e tratar a sarcopenia. Uma nutrição adequada, com uma ingestão suficiente de proteínas e calorias, também é essencial para manter a saúde muscular.

Assim, mesmo que a sarcopenia seja frequentemente vista como um sinal do fim da vida, com as ações corretas e um estilo de vida saudável podemos transformá-la em um novo amanhecer, um chamado para o movimento e a nutrição adequada, um lembrete de que temos o poder de moldar a qualidade de nossos anos de envelhecimento. A sarcopenia pode preceder a morte, mas não precisa ser a sentença. Precisamos cuidar dos nossos músculos hoje para que eles cuidem de nós amanhã.

Músculo como órgão endócrino

Uma das principais descobertas recentes é o caráter endócrino dos músculos, ou seja, sua capacidade de liberar hormônios diretamente na corrente sanguínea. Na grande orquestra que é o nosso corpo, um conjunto de moléculas tem despertado a atenção dos cientistas e dos entusiastas do exercício físico: as miocinas.

E como se fossem notas musicais, cada uma das miocinas desempenha uma função única, mas, juntas, tocam uma sinfonia que nos ajuda a manter a saúde e a vitalidade. Essas substâncias desempenham diversas funções no organismo, incluindo regulação do metabolismo energético, do crescimento muscular e da produção de testosterona. Além disso, atuam em diversas regiões do cérebro, incluindo a hipófise, o hipotálamo e o córtex cerebral, onde influenciam o humor, o apetite e o controle da ingestão alimentar.

Irisina

Uma das mais fascinantes miocinas descobertas é a irisina. Esse hormônio revolucionário está capturando a atenção dos principais especialistas em longevidade e saúde! Imagine uma molécula liberada pelos seus músculos durante o exercício, pronta para desencadear uma série de efeitos positivos no corpo.

A irisina não só regula o seu metabolismo energético como também tem o potencial de influenciar o envelhecimento saudável. Estudos em animais e pesquisas preliminares em humanos revelam que a administração de irisina pode melhorar a sensibilidade à insulina, aumentar a queima de gordura e proteger contra doenças metabólicas, como diabetes tipo 2 e obesidade.

Mas isso não é tudo! A irisina também parece desempenhar um papel crucial na renovação celular e na regeneração dos tecidos. Ao ativar as células-tronco, pode ajudar a reparar danos e retardar o processo de envelhecimento. E não para por aí! Esse hormônio tem sido associado a efeitos neuroprotetores e à estimulação da produção de fatores de crescimento neural, abrindo caminho para a prevenção de doenças cerebrais debilitantes, como Alzheimer e Parkinson.

Ela é uma arma poderosa capaz de desencadear o que chamamos de *browning* do tecido adiposo. Esse hormônio fascinante tem o potencial de transformar a saúde e o bem-estar. Desde a regulação metabólica até a renovação celular, do cérebro ao controle de peso, ela está abrindo portas para um futuro promissor.

Browning

Mencionado anteriormente, *browning* é um processo metabólico que pode ajudar no combate a doenças crônicas. Por meio dele a gordura branca, responsável pelo acúmulo de gordura no corpo, é convertida em gordura marrom, que tem a capacidade de queimar calorias e gerar calor. E o melhor de tudo é que esse processo pode ser provocado de diferentes formas, como exposição ao frio, pelo jejum ou até mesmo por uma das miocinas secretadas pelos músculos, a já citada irisina.

Outra forma de estimular o processo de *browning* é a exposição ao frio. Quando o corpo entra em contato com temperaturas baixas, precisa gerar calor para manter a homeostase, e uma das maneiras de fazer isso é pela gordura marrom, capaz de queimar calorias e produzir calor. Por isso, a exposição ao frio pode ser uma estratégia interessante para quem quer perder peso ou melhorar a saúde metabólica.

O jejum também é capaz de estimular o *browning*. Quando o corpo fica sem alimentos por um período prolongado, precisa mobilizar as reservas de energia para manter o funcionamento do organismo. Uma das vias para alcançar esse objetivo é a gordura branca, que é convertida em gordura marrom e, assim, queimada para gerar energia. Além disso, como abordamos anteriormente, o jejum tem outros efeitos positivos no organismo.

Apesar dos benefícios do *browning*, é importante lembrar que ele não é uma solução milagrosa para a obesidade e outras doenças crônicas. Esse processo deve ser combinado com outras estratégias, como dieta saudável e prática regular de exercícios físicos. Além disso, a exposição ao frio pode ser perigosa em algumas situações, como para pessoas com problemas circulatórios ou outras condições de saúde, por isso, sempre consulte um médico antes de se expor a situação de risco.

Outras miocinas

Falamos anteriormente da irisina, essa intrigante miocina que parece ser a responsável por uma série de benefícios gerados pelo exercício físico. No entanto, ela é apenas a maestrina de uma orquestra de moléculas que atuam em harmonia.

Vejamos, por exemplo, a interleucina-6 (IL-6). Tal qual uma diva da ópera, ela foi a primeira miocina a ser descoberta. De início, pensou-se que era um agente provocador, um causador de inflamação. No entanto, em uma reviravolta digna de uma ópera, estudos recentes sugerem que, quando a IL-6 é liberada durante o exercício, ela atua tal qual um agente pacificador, reduzindo a inflamação.

Outra miocina digna de nota é a Interleucina-15 (IL-15). Essa molécula é como o baixista de uma banda de rock: você pode não perceber sua presença de imediato, mas desempenha um papel fundamental. A IL-15 atua na regulação do metabolismo da gordura e do açúcar, além de ajudar no crescimento muscular e até na formação de novos vasos sanguíneos.

A composição da orquestra, porém, não termina aí. Temos o Fator de Necrose Tumoral alfa (TNF-α), uma miocina que, apesar de seu nome sinistro, pode ter efeitos protetores contra a inflamação quando liberada durante o exercício. E a Interleucina-10 (IL-10), uma espécie de diplomata do sistema imunológico, conhecida por suas propriedades anti-inflamatórias e por seu papel protetor contra doenças crônicas.

Essas são apenas algumas das muitas miocinas que nosso corpo produz. Como uma orquestra afinada, essas moléculas trabalham juntas para manter a harmonia do nosso organismo. E o mais fascinante é que ainda estamos descobrindo novos músicos na orquestra. A ciência das miocinas é um campo em constante evolução, e cada nova descoberta nos traz mais perto de compreender a sinfonia complexa e bela que é o nosso corpo em movimento.

Anandamida

Ah, a anandamida! Com um nome derivado do sânscrito "Ananda", que significa "felicidade, prazer, alegria", essa molécula intrigante tem o poder de dar à vida um pequeno toque de euforia. E o mais fascinante é que um dos gatilhos para liberar essa misteriosa substância em nosso corpo é a atividade física.

A anandamida é uma molécula conhecida como endocanabinoide, produzida pelo nosso corpo e atuante em diversos sistemas do organismo, influenciando funções como humor, percepção da dor, apetite e memória, entre outras. Essa molécula desempenha um papel especial na sensação conhecida como "alta do corredor", aquele sentimento de bem-estar, euforia e redução do estresse e da dor que muitos atletas experimentam durante e depois do exercício prolongado.

Por muito tempo, pensou-se que essa sensação era causada principalmente pela liberação de endorfinas. No entanto, pesquisas mais recentes mostram que a anandamida também desempenha um papel crucial nesse processo. Enquanto as endorfinas não conseguem atravessar a barreira hematoencefálica, a anandamida tem esse poder, o que significa que ela pode ter um efeito direto sobre o cérebro e contribuir para tal estado elevado de espírito.

Acredita-se que essa resposta evoluiu como uma maneira de nos encorajar a nos mover e ser fisicamente ativos, já que a atividade física é essencial para a saúde e a sobrevivência. Assim, quando nos movimentamos e nosso coração começa a bater mais rápido, estamos não apenas cuidando do corpo, mas também potencialmente dando a nós mesmos uma dose natural de alegria.

Isso nos lembra de que o exercício não é apenas uma tarefa a ser cumprida, e sim uma oportunidade para encontrar prazer e satisfação. A anandamida é uma das maneiras de o organismo nos recompensar pela atividade física, lembrando-nos de que estamos conectados a uma longa linhagem de ancestrais que encontraram sobrevivência e prazer no movimento.

Com essas descobertas, fica evidente que a musculatura tem funções e relevância que vão muito além da força e da mobilidade, influenciando também na saúde geral do organismo. Um estudo publicado no periódico científico *British Journal of Sports Medicine*[1] revelou que pessoas que exercitam os músculos entre trinta e sessenta minutos semanais têm de 10% a 20% menos chances de morrer por doenças cardiovasculares e câncer, o que sugere que a força muscular é um fator importante para a longevidade.

No entanto, apesar da importância da musculatura para a saúde, a maioria dos indivíduos ainda subestima o papel dos músculos e não dedica tempo suficiente para o treinamento de força. A falta de atividade física e a manutenção de uma vida sedentária contribuem para a perda gradual de massa muscular, o que pode levar a um aumento da gordura corporal, da resistência à insulina e da inflamação, além de uma maior predisposição a doenças crônicas, conforme visto anteriormente.

Felizmente, o treinamento de força muscular pode ser incorporado em qualquer rotina de exercícios, mesmo na daqueles que não têm acesso a uma academia ou a equipamentos de musculação, pois pode ser realizado com o próprio peso corporal, como flexões, agachamentos e abdominais. Além do treinamento de força, é importante lembrar que a musculatura também precisa de nutrientes adequados para se manter saudável. Uma dieta equilibrada, baseada em alimentos naturais, como proteínas de origem animal e gorduras saudáveis, é fundamental para garantir a síntese proteica muscular e a recuperação depois do exercício.

É importante ressaltar que o fortalecimento muscular não é apenas para jovens ou atletas de alto nível. Pessoas de todas as idades podem se beneficiar do treinamento de força, desde que realizado com segurança e acompanhamento profissional adequado. Na realidade, o treinamento de força pode ser ainda mais importante na terceira idade, pois ajuda a prevenir a perda muscular e a manter a independência e a qualidade de vida.

O mito do carboidrato na geração de energia

Eis que entramos na era da desconstrução de mitos, e um dos mais contundentes diz respeito à sacrossanta molécula do carboidrato. Ah, o carboidrato! O elemento quase onipresente em nossa alimentação, um companheiro fiel do café da manhã ao jantar, sempre nas sobremesas e nos lanches intermediários. Contudo, será que ele é o grande maestro que rege a orquestra de energia em nosso corpo, como muitos acreditam?

Pois bem, carboidratos são uma espécie de tenor suplente no coro de energia do nosso corpo. Eles desempenham seu papel, é verdade, mas não são, definitivamente, os protagonistas. Os verdadeiros maestros da energia são, pasme, as gorduras. Assim, permita-me decifrar essa ópera bioquímica que ocorre dentro de nós. Quando nos alimentamos com base em dietas de origem natural, como aquelas que incluem alimentos de origem animal, o organismo exibe uma habilidade surpreendente de produzir a glicose necessária para nossa sobrevivência. E, ao contrário do que possa parecer, muitas pessoas que adotam dietas com baixo teor de carboidratos, como a dieta cetogênica, relatam aumento de energia e maior capacidade para realizar exercícios de alta intensidade.

Agora você deve estar se perguntando: "Como isso é possível?". A resposta está na adaptabilidade incrível do nosso corpo. Quando ingerimos carboidratos, ele de fato os transforma em glicose, que é usada como combustível. Contudo, quando consumimos alimentos ricos em proteínas e gorduras, o organismo não necessita da glicose para obter energia. Em vez disso, nosso fígado produz corpos cetônicos, que são utilizados pelas células como combustível.

Essa realidade fica ainda mais patente quando nos encontramos em jejum ou quando realizamos exercícios intensos e prolongados. Nessas situações, os níveis de glicose no sangue diminuem, e o corpo começa a queimar gordura para obtenção de energia. Isso não só auxilia na perda de peso como também nos mantém energeticamente estáveis durante longos períodos de atividade física.

Portanto, desfaçamos esse mito, arranquemos a máscara desse fantasma da ópera: os carboidratos não são os únicos, nem os principais, fornecedores de energia para o corpo. Quando nos adaptamos a uma dieta com baixo teor dessas moléculas, nosso corpo é capaz de produzir a glicose necessária para gerar energia. Então, que nos libertemos desse equívoco. A gordura, sim, é uma fonte de energia muito mais eficiente. E isso, meu caro leitor, é a verdadeira música para nossos ouvidos.

Crie um bom hábito e evite os excessos

Ao longo dos anos, a importância de praticar atividades físicas tem sido reforçada por especialistas de todas as áreas da saúde. Engajar o corpo em atividades físicas regularmente traz benefícios que vão desde o controle de peso, passando pela saúde cardiovascular e enfrentando doenças crônicas, até o aumento da energia. Contudo, é preciso considerar não só a quantidade, mas também o momento adequado para nos exercitarmos, a fim de garantir o máximo de vantagens para a saúde e manter a prática como um hábito duradouro.

Ainda estamos descobrindo mais sobre o papel da cronobiologia e da bioquímica no exercício e na saúde em geral. No entanto, os estudos disponíveis já fornecem suporte suficiente para a ideia de que a prática de exercícios matinais pode trazer uma variedade de benefícios à saúde, além de melhorar a aderência à prática de atividade física regular, um componente essencial de um estilo de vida saudável.

Um estudo publicado na revista científica *Diabetologia* em 2019[2] investigou os efeitos do exercício realizado de manhã *versus* à noite em indivíduos com diabetes tipo 2. Os pesquisadores observaram que o exercício realizado de manhã resultou em uma maior eficiência na queima de gordura e melhor controle da glicose no sangue, possivelmente devido a um aumento na atividade muscular e ao efeito do cortisol, que é mais alto nesse período do dia.

Além disso, a manhã é um período em que muitos de nós tendemos a estar mais alertas e focados, o que também pode ser atribuído a níveis mais elevados de cortisol. Logo, há chances de os treinos se tornarem mais eficientes, como sugere um estudo de 1997 publicado na *Perceptual and Motor Skills*[3].

Em adição, a prática de exercícios matinais pode beneficiar nosso ritmo circadiano. Um estudo publicado no *Current Opinion in Physiology* em 2019[4] sugere que o exercício tem potencial de alterar os ritmos circadianos no tecido muscular, e que o exercício matinal seria capaz de otimizar nosso relógio circadiano, possivelmente melhorando o sono e outros processos metabólicos.

No entanto, nem tudo que é bom deve ser consumido sem moderação. A prática de atividades físicas em excesso pode causar um efeito contraproducente. Exercícios intensos e prolongados geram alta produção de radicais livres, levando a um estado de estresse oxidativo e potencial dano celular. Esse quadro pode ter como consequência uma série de problemas de saúde, desde inflamações crônicas até o aumento do risco de doenças cardiovasculares. O estresse oxidativo prolongado pode causar inflamação crônica e aumento do risco de várias doenças, incluindo as cardiovasculares e até mesmo câncer. Portanto, a moderação e a recuperação adequada são fundamentais para maximizar os benefícios e minimizar os riscos associados ao exercício.

É imperativo buscar equilíbrio na prática de atividades físicas. Precisamos respeitar os limites do nosso corpo, proporcionar o tempo adequado para recuperação pós-treino e variar as atividades realizadas para evitar sobrecarga em músculos e articulações específicas. Encontrar um ritmo saudável de exercício é como tecer um hábito duradouro, construindo uma ponte para a saúde e o bem-estar em longo prazo.

PARA NÃO ESQUECER:

1 **Atividade física como remédio**: a história da nossa espécie mostra que éramos naturalmente mais ativos fisicamente no passado. A mudança drástica para um estilo de vida sedentário decorrente sobretudo da tecnologia moderna tem profundo impacto na nossa saúde. A falta de atividade física regular aumenta o risco de doenças crônicas, como obesidade, diabetes e doenças cardiovasculares, além de prejudicar a produção de vitamina D.

2 **Musculatura forte e longevidade**: estudos recentes destacam a importância da força muscular para uma vida longa e saudável. Mesmo pessoas com fatores de risco, como tabagismo e obesidade, podem reduzir as chances de morte prematura a partir da prática de exercício regular. Os músculos não apenas movem o corpo, como também desempenham papel na regulação hormonal e metabólica.

3 **Sarcopenia e envelhecimento:** a sarcopenia, perda de massa muscular com o envelhecimento, é uma preocupação crescente. A partir dos trinta anos, perdemos de 3% a 5% de massa muscular por década, processo que se acelera após os sessenta. No entanto, o treinamento de resistência e a nutrição adequada podem ajudar a prevenir e reverter a sarcopenia, melhorando a qualidade de vida na terceira idade.

4 Músculos como órgãos endócrinos: além de seu papel na locomoção, os músculos atuam como órgãos endócrinos, liberando miocinas, como a irisina. Essas substâncias têm efeitos positivos em várias funções do corpo, incluindo metabolismo, crescimento muscular e proteção contra doenças metabólicas e cerebrais.

5 Contrariando o mito comum, os carboidratos não são a única fonte de energia do corpo. Dietas com baixo teor de carboidratos, como a cetogênica, mostraram aumento da eficiência energética e melhora do controle da glicose no sangue. O corpo tem a capacidade de produzir glicose mesmo com baixa ingestão de carboidratos.

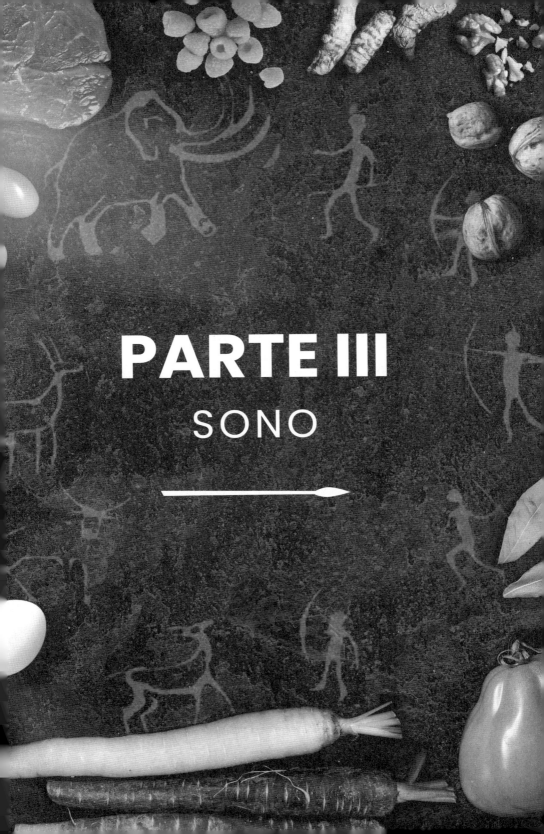

PARTE III
SONO

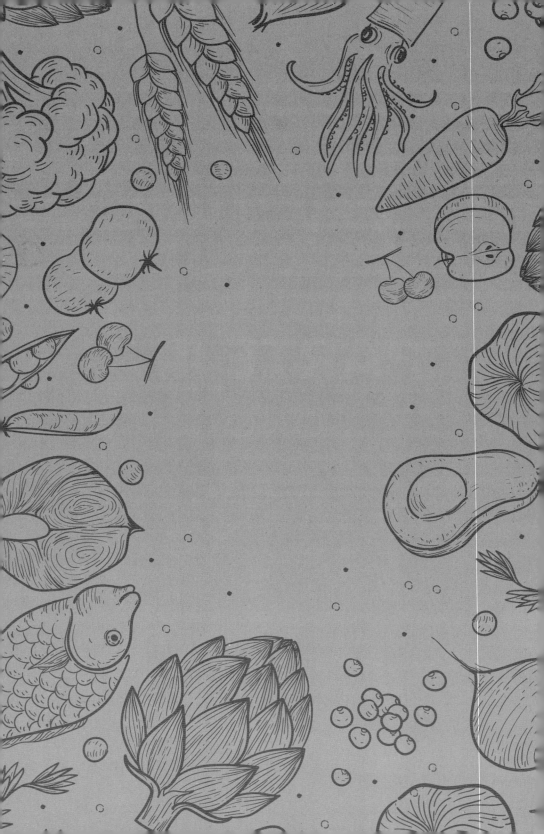

CAPÍTULO 17

SONO: UM PILAR FUNDAMENTAL DA SAÚDE HUMANA

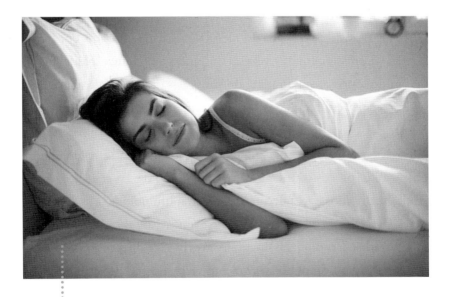

Sono reparador melhora funções fisiológicas e pode ajudar a emagrecer.
Fonte: gpointstudio / Freepik

Em nossa busca incessante por saúde e vitalidade, é fácil esquecer um dos componentes mais críticos: o sono reparador. Nossos ancestrais entendiam bem a importância do sono. Antes da invenção da luz artificial, eles adaptavam suas rotinas diárias com os ciclos naturais de luz e escuridão. Com o pôr do sol, suas atividades diminuíam, permitindo que o corpo e a mente descansassem e se restaurassem.

Hoje, no entanto, vivemos em um mundo que nunca desliga as luzes. Telas de computador, *smartphones*, luzes de rua, luzes de casa – mesmo durante a noite, estamos constantemente expostos à luz artificial. Esta, sobretudo a azul, pode interferir em nossos ritmos circadianos, atrasando a produção de melatonina, o "hormônio do sono", e atrapalhando nosso descanso.

Nossos estilos de vida modernos nos colocam sob constante estresse e pressão, muitas vezes resultando em noites maldormidas ou em uma privação completa do sono. Essa tendência é alarmante, dado o papel crucial que o sono desempenha na saúde e no bem-estar. Ele não é uma pausa do estado de vigília, mas uma função biológica essencial que permite ao corpo e à mente se regenerarem, otimizando processos metabólicos, reparando danos celulares, regulando hormônios e fortalecendo o sistema imunológico.

Os Centros de Controle e Prevenção de Doenças (CDC) dos Estados Unidos classificaram a privação de sono como uma epidemia de saúde pública, com um terço dos adultos americanos relatando que não está dormindo o suficiente com regularidade. Uma pesquisa recente publicada no *Journal of Clinical Sleep Medicine* encontrou uma conexão preocupante entre a duração reduzida do sono e várias condições de saúde, incluindo obesidade, diabetes, hipertensão, doenças cardíacas e derrames.

A ciência do sono é um campo que tem atraído atenção significativa nos últimos anos, e por uma boa razão. O sono de má qualidade ou insuficiente pode causar uma miríade de problemas de saúde, desde a diminuição da função imunológica até o aumento do risco de doenças crônicas[17].

Neste capítulo, exploraremos o impacto do sono na saúde e como os distúrbios do sono, como a apneia, podem afetar o bem-estar. Conheceremos a intrincada dança dos hormônios que governam o sono e o despertar, como a melatonina e o cortisol, e como eles afetam o ritmo circadiano. Além disso, discutiremos a importante relação entre o sono, a obesidade e as doenças crônicas, e como o sono de boa qualidade pode ser um dos principais fatores para manter uma vida saudável. Então, prepare-se para mergulhar no fascinante mundo do sono, a fronteira final da saúde humana.

Restauração de energia e equilíbrio de nutrientes

Durante o sono, o corpo realiza uma série de funções vitais que impactam o metabolismo, restaurando a energia e equilibrando nutrientes. Por exemplo: o cérebro, órgão com alta demanda energética, passa por um processo em que o metabolismo se altera; de um estado de predominância no consumo de glicose, passa a ter eficiência energética aprimorada. Isso favorece a redistribuição de nutrientes para o restante do corpo[4]. Além disso, os músculos se recuperam e regeneram, o que requer um fornecimento adequado de nutrientes[5].

Regulação hormonal e seu impacto no metabolismo

O sono é essencial para a regulação dos hormônios, os quais podem ser afetados por noites maldormidas. Por exemplo, a leptina e a grelina – que controlam a sensação de fome e saciedade –, quando em desequilíbrio, podem ocasionar aumento do apetite e contribuir, portanto, para o ganho de peso[6]. O hormônio do crescimento humano (HGH), vital para o crescimento e a reparação celular, tem sua maior secreção durante o sono de ondas lentas, principalmente nas fases iniciais[1]. A testosterona, por sua vez, pode ter seus níveis reduzidos se estivermos em privação de sono[2]. E o cortisol, conhecido como o "hormônio do estresse", também é regulado durante o sono. Noites maldormidas podem provocar aumento dos níveis de cortisol, resultando em resistência à insulina e, eventualmente, diabetes[7].

Sono e o sistema imunológico

Outro aspecto fundamental da importância metabólica do sono é sua conexão com o sistema imunológico. Quando dormimos, são liberadas proteínas conhecidas como citocinas, algumas das quais ajudam a promover o sono, enquanto outras são necessárias para combater infecções, inflamações ou problemas decorrentes do estresse. A privação do sono pode diminuir a produção dessas citocinas protetoras, assim como dos anticorpos que combatem infecções, tornando-nos mais suscetíveis a doenças[3].

Remoção de resíduos e toxinas

Durante sono, nosso cérebro realiza a limpeza e depuração de toxinas, e nosso corpo se empenha em eliminar os resíduos metabólicos acumulados ao longo do dia.

Um dos sistemas-chave para essa depuração é o sistema glinfático. Descoberto apenas em 2012, ele é uma rede complexa de canais perivasculares no cérebro, os quais utilizam o fluido cerebrospinal (CSF) para eliminar os resíduos metabólicos. Durante o sono, sobretudo o sono de ondas lentas, a atividade do sistema glinfático aumenta, permitindo uma limpeza mais eficaz das toxinas[8].

A beta-amiloide é uma das toxinas eliminadas pelo sistema glinfático. Trata-se de um tipo de proteína que, quando acumulada, está associada ao desenvolvimento da doença de Alzheimer. Pesquisas indicam que a depuração dessa proteína do cérebro é significativamente aumentada durante o sono. Portanto, noites maldormidas podem causar o acúmulo dessa proteína, aumentando o risco de doenças neurodegenerativas[8].

Um estudo publicado na revista *Science* demonstrou que a taxa de fluxo do fluido cerebrospinal quase duplica durante o sono, proporcionando um mecanismo de "limpeza" mais eficaz[4]. Assim, a privação do sono pode limitar a capacidade do cérebro de eliminar eficientemente os resíduos metabólicos e as toxinas.

Implicações e consequências dos distúrbios do sono

Noites bem dormidas são essenciais para o bem-estar geral do corpo. No entanto, existem muitos distúrbios que podem interromper a qualidade e a quantidade do sono, causando uma variedade de problemas de saúde. Vamos explorar mais detalhadamente alguns dos distúrbios do sono mais comuns, como o sono interrompido, as alterações no sono *Rapid Eye Movement* (REM) e a apneia do sono.

Sono interrompido (insônia)

O sono interrompido, também conhecido como insônia de manutenção do sono, é uma condição que faz com que tenhamos dificuldade de permanecer adormecidos durante a noite[9]. Esse distúrbio pode resultar em fadiga diurna, falta de energia, dificuldade de concentração e até alterações de humor. Além disso, se ocorrer por muito tempo, pode aumentar o risco de doenças cardíacas, diabetes e depressão[10].

Alterações no sono REM

O sono REM é uma das fases mais intrigantes do ciclo do sono e tem sido alvo de numerosas pesquisas ao longo dos anos em virtude de sua complexidade e importância para a saúde cerebral[11]. É caracterizado pelo movimento rápido dos olhos (*Rapid Eye Movement*, daí a sigla REM em inglês), aumento da atividade cerebral, flacidez muscular e ocorrência de sonhos vívidos. Esse estágio geralmente se inicia aproximadamente noventa minutos depois que adormecemos. A incapacidade de atingir o sono REM, ou tê-lo interrompido, pode levar a uma série de problemas. Isso ocorre porque o sono REM desempenha um papel crucial em várias funções cerebrais, incluindo a consolidação da memória, o processamento emocional e o aprendizado[12].

Aqui estão alguns problemas associados à dificuldade de atingir o sono REM:

→ **Problemas de memória e aprendizado.** O sono REM é o momento de o cérebro consolidar novas informações e habilidades em memória de longo prazo. Se você não consegue entrar ou manter essa fase, pode ter dificuldade de lembrar coisas novas ou aprender novas habilidades.

→ **Problemas de humor e saúde mental.** Várias pesquisas têm ligado a perturbação do sono REM a problemas de humor e saúde mental. A privação do sono REM tem sido associada ao aumento dos sintomas de depressão e ansiedade.

→ **Fadiga e sonolência diurna.** Se o seu sono está sendo interrompido antes de entrar na fase REM, há chances de você não estar obtendo um sono reparador suficiente. Isso pode levar a sensações de fadiga e sonolência durante o dia.

→ **Maior risco de condições de saúde física.** Em longo prazo, a perturbação do sono REM também tem sido associada a um maior risco de desenvolver várias condições de saúde, incluindo doenças cardíacas, obesidade, diabetes e hipertensão.

→ **Problemas de cognição.** A falta de sono REM pode, ainda, impactar a cognição e o desempenho mental, incluindo atenção, concentração e tomada de decisões.

Apneia do sono

A apneia do sono é um distúrbio grave que afeta milhões de pessoas em todo o mundo. Caracterizada por breves interrupções na respiração, pode ter implicações sérias na saúde e tem sido associada a várias outras condições médicas, incluindo obesidade, diabetes, doenças cardiovasculares e disfunção erétil.

Estudos demonstram que a obesidade, especialmente a central (acúmulo de gordura na região abdominal), é o principal fator de risco para a apneia do sono[13]. Isso ocorre porque o excesso de gordura no pescoço e na região abdominal pode aumentar a pressão sobre as vias aéreas, dificultando a respiração durante o sono. Além disso, a obesidade pode provocar inflamação e disfunção metabólica, piorando a apneia do sono.

Esse distúrbio também tem sido associado ao desenvolvimento de resistência à insulina e a diabetes tipo 2[14]. As interrupções na respiração durante o sono podem causar quedas de oxigênio e aumentos nos níveis de cortisol, o hormônio do estresse, prejudicando a capacidade do corpo de regular a glicose no sangue, o que ocasiona resistência à insulina e, eventualmente, diabetes.

Pessoas com apneia do sono têm maior risco de desenvolver doenças cardiovasculares, incluindo hipertensão, insuficiência cardíaca e doença arterial coronariana[15]. Durante os episódios de apneia, a falta de oxigênio pode sobrecarregar significativamente o coração e os vasos sanguíneos. Com o tempo, isso pode causar hipertensão, aumento do risco de ritmos cardíacos anormais e maior risco de desenvolvimento de doenças cardíacas.

A disfunção erétil é outra condição associada à apneia do sono. Embora a relação exata ainda não seja totalmente compreendida, estudos sugerem que a baixa qualidade do sono e a privação crônica de oxigênio durante a apneia do sono podem afetar a função sexual em homens, tendo impacto nos níveis de hormônios sexuais[16].

PARA NÃO ESQUECER:

1 **Sono reparador vital:** o sono reparador é um pilar fundamental para a saúde humana, permitindo a restauração essencial do corpo e da mente.

2 **Impacto abrangente na saúde:** a privação crônica de sono está associada a uma série de problemas de saúde, abrangendo desde questões físicas, como obesidade, diabetes, hipertensão e doenças cardíacas, até problemas mentais, como dificuldades de memória, aprendizado e saúde mental.

3 **Funções críticas do sono:** o sono desempenha funções vitais, incluindo a restauração de energia, o equilíbrio de nutrientes, a regulação hormonal, o fortalecimento do sistema imunológico e a eliminação de resíduos e toxinas do corpo.

4 **Desafios dos distúrbios do sono:** distúrbios do sono comuns, como insônia e apneia do sono, podem prejudicar a qualidade do sono e agravar os riscos à saúde.

5 **Conscientização é essencial:** reconhecer o sono como um componente integral da saúde humana é crucial. A privação de sono crônica e os distúrbios do sono representam sérios riscos à saúde, e é imperativo abordá-los de maneira adequada para promover o bem-estar geral.

Essas mensagens destacam a importância crucial do sono reparador para a saúde, abordando seu impacto abrangente na saúde física e mental, e enfatizam a necessidade de conscientização e ação para enfrentar os desafios relacionados ao sono.

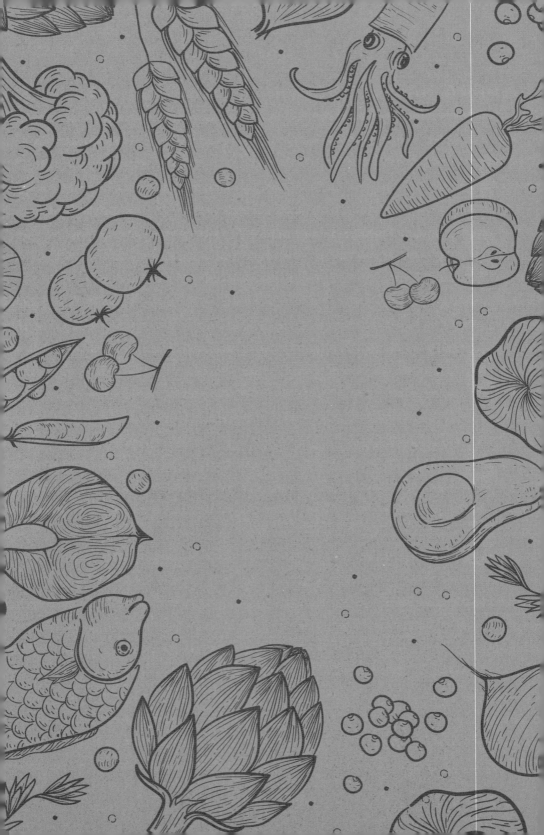

CAPÍTULO 18

ALCANÇANDO UM SONO REPARADOR: ESTRATÉGIAS E PRÁTICAS EFICAZES

Um sono de qualidade e reparador é fundamental para nossa saúde física e mental, como já vimos. Embora vários distúrbios possam afetar a qualidade do sono, existem estratégias eficazes para melhorá-lo e minimizar esses problemas, entre as quais higiene do sono e adaptação aos ritmos circadianos naturais do corpo.

Higiene do sono

Há uma série de práticas e hábitos saudáveis que podem promover um sono melhor, melhorando a saúde e o bem-estar. Aqui estão algumas estratégias para incorporar à sua rotina diária:

→ **Estabeleça um horário de sono regular.** Ir para a cama e acordar no mesmo horário todos os dias, mesmo nos fins de semana, pode ajudar a regular o seu relógio biológico e melhorar a qualidade do sono[1].

→ **Evite substâncias estimulantes.** A cafeína e o álcool podem interferir na capacidade do corpo de adormecer ou manter um sono profundo. É recomendado evitar essas substâncias antes de dormir[2].

→ **Crie um ambiente de sono ideal.** Um quarto escuro, silencioso e fresco pode promover um sono melhor. Investir em cortinas *blackout*, usar tampões de ouvido ou um ventilador para criar ruído branco e manter a temperatura do quarto entre 15 e 19 graus Celsius pode ser benéfico[3].

→ **Evite cochilos longos durante o dia.** Enquanto um cochilo curto pode ser benéfico, há chances de que os longos ou tardios interfiram no sono noturno[4].

→ **Exercite-se com regularidade.** A atividade física regular pode ajudar a adormecer mais rapidamente e a ter um sono mais profundo[5]. No entanto, evite exercícios intensos perto da hora de dormir, pois podem interferir na capacidade de adormecer.

→ **Limite a exposição a telas antes de dormir.** A luz azul emitida por smartphones, tablets e computadores pode interferir na produção de melatonina, um hormônio que ajuda a regular o sono e a vigília[6].

→ **Tenha uma rotina de relaxamento antes de dormir.** Práticas de relaxamento, como leitura, meditação ou mesmo um banho quente, podem ajudar a sinalizar ao corpo que é hora de dormir. A utilização de óleos essenciais, como o de lavanda, é uma ótima estratégia de relaxamento.

Adaptando-se aos ritmos circadianos

Os ritmos circadianos são os ciclos naturais de 24 horas do corpo que ajudam a regular o sono e a vigília. A exposição à luz, sobretudo à luz azul emitida por dispositivos eletrônicos, pode perturbar esses ritmos e causar problemas de sono. É importante, portanto, considerar as seguintes estratégias:

- → **Exponha-se à luz natural durante o dia**. A exposição à luz do sol durante o dia ajuda a manter nosso ritmo circadiano saudável[7]. Experimente passar algum tempo fora durante o dia, seja tomando o café da manhã ao ar livre, seja fazendo uma caminhada durante o almoço.
- → **Limite a exposição à luz artificial à noite**. A luz artificial à noite, especialmente a luz azul emitida pelos dispositivos eletrônicos, pode sinalizar ao seu corpo que ainda é dia, confundindo o ritmo circadiano[6]. Tente diminuir o uso de dispositivos eletrônicos antes de dormir ou use óculos de bloqueio de luz azul se precisar utilizar esses dispositivos à noite.
- → **Considere a melatonina ou a terapia com luz**. Para pessoas que trabalham em turnos noturnos ou que têm *jet lag*, a melatonina ou a terapia com luz pode ser útil[8] para "redefinir" o seu ritmo circadiano, expondo o corpo a luzes brilhantes em horários específicos.

Tratamento da obesidade na melhora da apneia do sono

Compreender a importância do tratamento da obesidade na melhora da apneia obstrutiva do sono é como desvendar um segredo bem guardado. É um enigma que pode ser decifrado por meio de um olhar atento sobre a relação entre essas duas condições.

As vias aéreas superiores de uma pessoa em condição de obesidade ficam bloqueadas, o que provoca, repetidamente, o interrompimento da respiração durante o sono, causando estragos na qualidade do repouso noturno. A perda de peso, sobretudo na região do pescoço e do trato respiratório superior, remove os obstáculos que obstruem as vias aéreas. É como abrir as comportas e permitir que o ar flua livremente[9].

Pesquisas científicas são provas dessa transformação, cujas evidências são tão fortes que nem mesmo os mais céticos conseguem contestá-las. Em um estudo publicado no prestigioso *Journal of the American Medical Association* (JAMA), descobriu-se que uma perda de peso de apenas 10% nos participantes resultou em uma melhora notável de 26% na gravidade da apneia obstrutiva do sono, medida pelo índice de apneia-hipopneia (IAH).

A jornada continua em outro estudo, dessa vez publicado no renomado *Archives of Internal Medicine*, em que foram investigados os efeitos do tratamento da obesidade na apneia obstrutiva do sono em pacientes com diabetes tipo 2. Os resultados foram surpreendentes: a perda de peso não apenas reduziu o IAH como também aliviou a sonolência diurna e melhorou a qualidade de vida relacionada ao sono[10].

No entanto, não pense que a perda de peso é a única solução para essa batalha. A medicina oferece outras armas valiosas. A cirurgia bariátrica surge como uma aliada poderosa, capaz de causar perda de peso significativa e, ao mesmo tempo, melhorar diretamente as vias aéreas superiores. É como uma jogada estratégica que ataca o problema em duas frentes, trazendo alívio aos pacientes.

A importância do tratamento da obesidade na melhora da apneia obstrutiva do sono não pode ser subestimada. É uma conexão crucial que muitas vezes passa despercebida. Voltar ao ciclo original, ao ambiente em que nossos ancestrais evoluíram ao longo de milhões de anos, pode ser a chave para desbloquear o emagrecimento e, como consequência, melhorar a apneia.

Se o leitor está enfrentando apneia obstrutiva do sono e carrega consigo o fardo da obesidade, saiba que existe esperança. Busque ajuda, consulte profissionais de saúde qualificados e embarque nessa jornada em direção ao equilíbrio e à vitalidade. Acredite no poder da perda de peso, na capacidade de retornar ao ciclo original, e testemunhe a transformação acontecer diante dos seus olhos.

* * *

Em suma, o sono é muito mais do que um simples período de descanso; é um pilar fundamental da vida saudável e do bem-estar humano. Nossa sociedade moderna, repleta de estímulos e demandas constantes, muitas vezes negligencia esse aspecto crucial de nossa existência. No entanto, ao compreendermos e abraçarmos a importância do sono, abrimos portas para uma vida mais plena e equilibrada.

Quando honramos o sono, abrimos espaço para que nosso corpo se cure, rejuvenesça e se fortaleça. É durante essas preciosas horas de descanso que o sistema imunológico é reforçado, os hormônios são regulados e as células se renovam. O sono adequado também está ligado à saúde cardiovascular, à saúde mental e emocional e até mesmo ao controle de peso.

Além dos benefícios físicos, o sono desempenha um papel vital na cognição, criatividade e desempenho acadêmico ou profissional.

É enquanto dormimos que consolidamos memórias, processamos informações e permitimos que a mente se expanda por meio dos sonhos. Uma boa noite de sono está intrinsecamente ligada a foco, concentração, tomada de decisões e resolução de problemas.

No entanto, a vida moderna pode nos apresentar desafios significativos para alcançar um sono de qualidade. Estímulos luminosos, dispositivos eletrônicos, horários agitados e estresse acumulado podem interferir nos ritmos naturais e prejudicar nosso sono. Portanto, é fundamental que cultivemos uma higiene do sono adequada, criando um ambiente propício para o descanso, estabelecendo rotinas relaxantes antes de dormir e praticando hábitos saudáveis de sono.

À medida que reconhecemos o sono como um pilar da vida saudável, devemos reavaliar nossas prioridades e investir tempo e esforço para garantir uma noite bem dormida. Ao fazer do sono uma prioridade, colhemos os frutos de uma mente alerta, um corpo vigoroso e uma alma nutrida.

Que possamos abraçar o poder do sono, permitindo-nos render às suas graças curativas e regeneradoras. Ao fazê-lo, descobrimos uma fonte inesgotável de vitalidade, clareza mental e equilíbrio emocional. O sono verdadeiramente restaurador nos oferece um presente precioso: a oportunidade de vivermos a plenitude de nossa vida, com saúde, vigor e sensação de profundo bem-estar. Que cada noite seja um lembrete de que, ao nutrir nosso sono, estamos nutrindo a própria essência da vida saudável.

PARA NÃO ESQUECER:

1 **Higiene do sono para uma noite de qualidade:** a higiene do sono é fundamental para uma boa noite de sono. Isso envolve estabelecer hábitos saudáveis, como manter horários regulares de sono, evitar estimulantes, criar um ambiente propício para o descanso, limitar cochilos prolongados durante o dia, praticar exercícios regularmente e incorporar rotinas relaxantes antes de dormir.

2 **Respeito aos ritmos naturais:** entender e respeitar os ritmos circadianos naturais do corpo é crucial. Isso inclui expor-se à luz natural durante o dia, evitar a luz artificial à noite (especialmente luz azul de dispositivos eletrônicos) e considerar terapia com luz ou melatonina para ajustar os ritmos circadianos, particularmente em casos de trabalho noturno ou *jet lag*.

3 **Obesidade e apneia do sono:** a obesidade está intimamente ligada à apneia do sono, mas a perda de peso, especialmente na região do pescoço e das vias aéreas superiores, pode melhorar significativamente essa condição. A cirurgia bariátrica também pode ser uma opção eficaz para tratar a obesidade e melhorar as vias aéreas.

4 **Sono para a saúde global:** reconhecer que o sono é não apenas uma pausa, mas também um alicerce para a saúde integral, é essencial. O sono adequado está interligado com a saúde cardiovascular, mental e emocional, além de controle de peso e desempenho cognitivo.

5 **Priorização do sono:** tornar o sono uma prioridade em nossas vidas é fundamental, mesmo diante dos desafios modernos. Ao adotar estratégias eficazes e práticas para melhorar a qualidade do sono, podemos desfrutar dos benefícios de uma mente alerta, um corpo saudável e um profundo senso de bem-estar. O sono reparador é uma fonte inestimável de vitalidade, clareza mental e equilíbrio emocional, e cuidar dele é nutrir a própria essência da saúde.

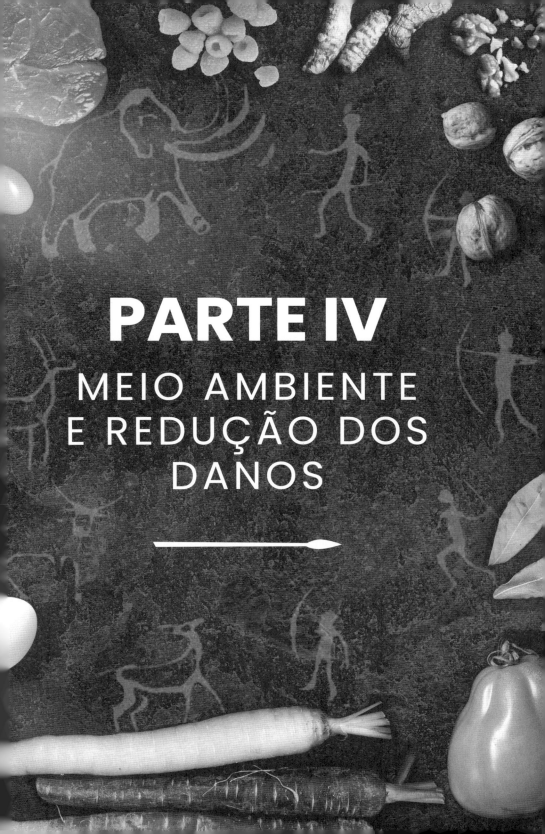

PARTE IV

MEIO AMBIENTE E REDUÇÃO DOS DANOS

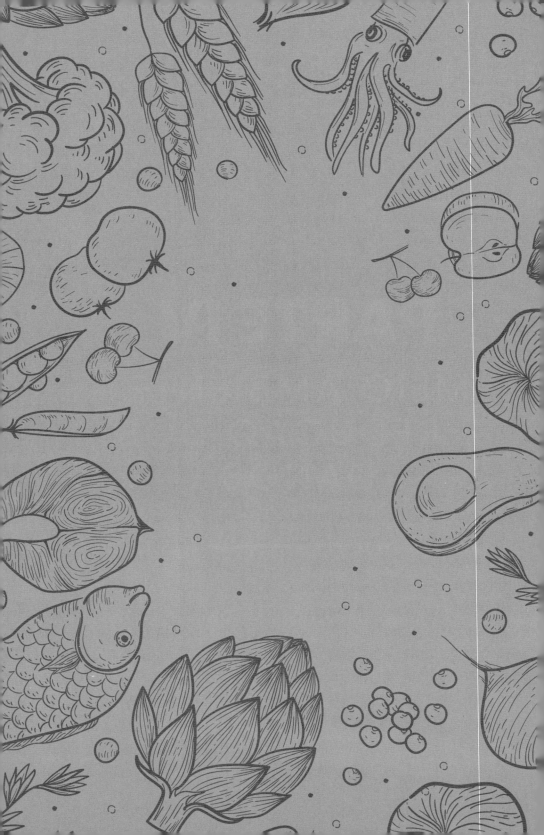

CAPÍTULO 19

INTERFERÊNCIAS NO AMBIENTE: COMO DEIXAMOS DE SER VÍTIMAS PARA NOS TORNAR AGRESSORES DO PLANETA EM QUE VIVEMOS

Como o ambiente lida com nossa espécie

O ser humano é uma espécie complexa, intricadamente interligada ao ambiente que o cerca. Desde os primórdios, nossos ancestrais enfrentaram uma série de perigos naturais que exigiram adaptação e evolução. Eles tiveram que lidar com picadas de animais peçonhentos, insetos, ataques de predadores e outras ameaças constantes à sua sobrevivência. No entanto, nos últimos séculos nossos traumas se tornaram cada vez menos relacionados apenas a eventos naturais. As mudanças que ocorreram estão diretamente conectadas às consequências das ações humanas para sustentar nosso modo de vida.

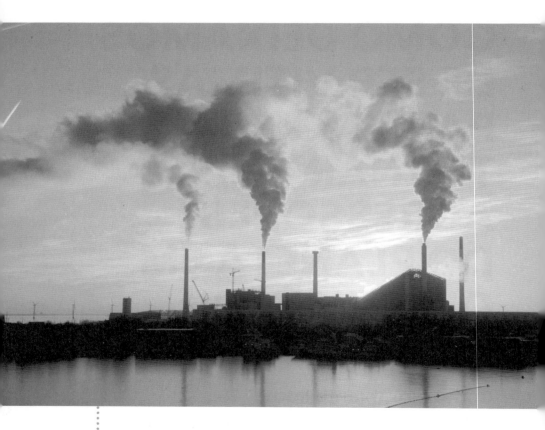

Desmatamento, poluição e várias outras intervenções humanas resultam em mudanças climáticas, destruição de hábitats naturais e uma série de problemas que afetam nossa saúde.
Fonte: wirestock / Freepik

Nos últimos 150 anos, as agressões que nossa espécie causou ao planeta moldaram o ambiente de uma forma nunca antes vista. Desmatamento, poluição e várias outras intervenções humanas resultaram em mudanças climáticas, destruição de hábitats naturais e uma série de problemas que afetam nossa saúde. Muitas vezes, não percebemos as consequências diárias dessas ações, que impactam o equilíbrio ecológico e a sobrevivência de diversas espécies, incluindo a nossa.

O ambiente, por sua vez, reage a essas agressões de várias formas. O aumento das temperaturas globais, por exemplo, desencadeia eventos climáticos extremos, como tempestades, secas e ondas de calor, que afetam diretamente a saúde e o bem-estar da população. Além disso, a contaminação do solo, da água e do ar pode levar a uma série de problemas de saúde, desde doenças respiratórias até câncer. Não apenas interagimos de modo constante com esses elementos como também consumimos alimentos que dependem deles. Um ambiente bem cuidado nos entrega alimentos de melhor qualidade.

Outro impacto importante das agressões que causamos ao planeta é o estresse oxidativo que elas geram em nosso corpo. Esse desequilíbrio entre a produção de radicais livres e a capacidade do organismo de neutralizá-los resulta em danos celulares e inflamações crônicas que podem causar diversas doenças, como problemas cardiovasculares e neurodegenerativos, além de câncer.

É essencial compreendermos que o ambiente é um elemento crucial em nossa vida e que nossas ações podem ter impactos significativos no equilíbrio ecológico e em nossa saúde. Devemos assumir a responsabilidade por nossas ações e trabalhar para minimizar os impactos negativos que causamos ao planeta, visando a um futuro sustentável e saudável para todos.

Contaminação de alimentos por defensivos agrícolas

Nosso sistema alimentar moderno depende do uso de defensivos agrícolas. Esses produtos químicos são amplamente utilizados nas plantações para proteger as colheitas de pragas e doenças. No entanto, a exposição a defensivos está associada a uma série de riscos para a saúde humana e para o meio ambiente.

No Brasil, alguns dos defensivos agrícolas mais comuns incluem glifosato, atrazina e clorpirifós. O glifosato, em particular, é muito utilizado, mas também é altamente controverso: há estudos que o associam a possíveis efeitos cancerígenos e toxicidade prejudicial ao fígado e aos rins. Além disso, seu uso tem efeitos nocivos na biodiversidade, afetando insetos e a fauna nativa[12].

Os impactos do glifosato na saúde e no meio ambiente são tão preocupantes que vários países ao redor do mundo, incluindo Áustria, Bélgica, França, Itália e Sri Lanka, baniram o produto em seus territórios. No Brasil, seu uso é permitido e amplamente empregado por grandes produtores agrícolas, mas há organizações que os pressionam para reverter essa permissão.

É importante destacar que existem alternativas eficazes ao glifosato para proteger as plantações. Muitos agricultores adotam práticas sustentáveis, como o manejo integrado de pragas (MIP), que visa reduzir a dependência de defensivos químicos.

Como consumidores, também desempenhamos um papel importante na garantia de que os alimentos que compramos sejam produzidos de maneira segura e sustentável. Podemos optar por produtos orgânicos e de agricultura familiar, que não utilizam defensivos químicos e respeitam o meio ambiente e a saúde humana. No entanto, essa é uma questão complexa e controversa. À medida que continuamos a produzir alimentos em larga escala, é fundamental que as práticas agrícolas sejam mais sustentáveis e saudáveis.

Poluentes atmosféricos

A queima de combustíveis fósseis é um dos maiores problemas ambientais enfrentados pelo mundo moderno. A poluição do ar resultante da queima desses combustíveis representa um grande desafio para a saúde em todo o mundo. Poluentes atmosféricos estão presentes nas cidades, e muitas vezes os respiramos sem nem mesmo perceber.

Entre os principais gases poluentes, destacam-se o monóxido de carbono, o dióxido de carbono e o dióxido de enxofre. O monóxido de carbono é um gás inodoro e incolor liberado quando combustíveis fósseis são queimados. Em altas concentrações, pode ser tóxico para o corpo humano, causando dor de cabeça, náusea e até mesmo morte. O dióxido de carbono é um gás de efeito estufa que contribui para as mudanças climáticas. E o dióxido de enxofre, por sua vez, é outro poluente atmosférico comum; liberado principalmente pela queima de combustíveis fósseis, pode causar problemas respiratórios e, em altas concentrações, é tóxico para o corpo humano[11].

Além desses gases, as micropartículas, conhecidas como material particulado, são pequenas partículas sólidas ou líquidas com menos de 10 micrômetros de diâmetro. Emitidas sobretudo por veículos e atividades industriais, são consideradas um dos tipos mais perigosos de poluente atmosférico.

As micropartículas são responsáveis por milhões de mortes por ano, pois podem entrar facilmente em nossos pulmões, causando uma série de problemas de saúde, incluindo respiratórios, cardiovasculares, neurológicos e reprodutivos. Estudos também relacionam as micropartículas a doenças como Alzheimer e Parkinson.

É fundamental que governos e empresas assumam a responsabilidade de reduzir as emissões de poluentes atmosféricos. A transição para fontes de energia renovável e a adoção de práticas mais sustentáveis nas indústrias ajudam a reduzir a poluição do ar. Como indivíduos, podemos fazer nossa parte optando por meios de transporte mais sustentáveis, reduzindo o consumo de energia e pressionando governos a tomarem medidas mais efetivas contra a poluição do ar.

Energia eletromagnética

A energia eletromagnética é uma força invisível que nos cerca, gerada por diversas fontes, desde linhas de transmissão de alta tensão até dispositivos eletrônicos presentes em nossa rotina, como celulares e computadores. Existem dois tipos principais de energia eletromagnética: ionizante e não ionizante. A ionizante é capaz de danificar diretamente nosso DNA, causando mutações e, em casos extremos, até mesmo câncer. A não ionizante, embora considerada menos prejudicial, também pode ter efeitos negativos em nossa saúde[13].

Um dos maiores problemas relacionados à energia eletromagnética é como ela afeta nosso ciclo circadiano. A luz artificial emitida por dispositivos eletrônicos engana o cérebro, fazendo-o acreditar que ainda é dia. Isso pode resultar em problemas na produção hormonal, como a diminuição da melatonina, o hormônio que regula o sono. Além disso, o crescente uso de dispositivos eletrônicos tem sido associado a um aumento no déficit de atenção em crianças.

Embora os efeitos da energia eletromagnética em nosso corpo ainda estejam sendo estudados, já se sabe que ela pode ter consequências graves. Alguns estudos sugerem que a exposição prolongada à energia eletromagnética aumenta o risco de câncer, especialmente no cérebro e em outros órgãos sensíveis. Além disso, pode causar problemas neurológicos, como dores de cabeça e tonturas, e afetar nossa imunidade.

Embora seja uma força onipresente em nossa vida, existem medidas que podemos tomar para limitar a exposição a esse tipo de energia. Reduzir o tempo que passamos diante de dispositivos eletrônicos, sobretudo à noite, é uma das mais eficazes. Além disso, limitar o uso de dispositivos sem fio, como roteadores Wi-Fi, que emitem sinais de radiofrequência constantemente, pode ser benéfico. Ao adotar medidas preventivas, protegemos nossa saúde e minimizamos os efeitos negativos da energia eletromagnética.

Contaminação por metais pesados

A contaminação por metais pesados é um problema crescente para a saúde humana, pois esses metais tóxicos estão presentes em muitos alimentos cujo cultivo e cuja produção dependem de rios, lagos e mares. A contaminação representa um risco significativo para a nossa saúde[10].

Metais pesados como chumbo, cádmio e mercúrio podem se acumular em nosso organismo e causar uma série de problemas de saúde, incluindo danos aos sistemas nervoso e cardiovascular, problemas renais e até mesmo câncer. Um exemplo preocupante é a contaminação de arsênio no arroz, um alimento consumido diariamente por milhões de pessoas em todo o mundo. O arroz absorve o arsênio presente no solo e na água, o que pode provocar câncer de pele, problemas cardiovasculares e danos ao sistema nervoso.

A contaminação de peixes em rios e oceanos também é uma preocupação, pois com frequência eles são eivados de mercúrio, um metal pesado que pode causar problemas neurológicos graves, sobretudo em crianças. Na região da Amazônia, por exemplo, os peixes acabam sendo contaminados em virtude das atividades de garimpo que utilizam o metal.

Essa contaminação é uma questão séria que exige ações efetivas. Devemos buscar soluções que garantam a segurança dos alimentos que consumimos e a saúde daqueles que dependem desses recursos. Reduzir o consumo de alimentos contaminados e procurar alternativas mais seguras é fundamental para minimizar a exposição a metais pesados.

A implicação dos organismos geneticamente modificados (OGMs) na saúde humana

Organismos geneticamente modificados (OGMs) são entidades vivas cujo material genético foi manipulado em laboratório pela engenharia genética[1]. Essa tecnologia permite a introdução, remoção ou alteração de determinados genes para produzir características desejadas. Amplamente utilizados na indústria alimentícia, os OGMs estão presentes em uma variedade de alimentos, desde grãos, frutas e vegetais até produtos de origem animal. No entanto, o impacto potencial desses organismos na saúde humana tem sido objeto de debate e investigação contínua[2].

Os efeitos dos OGMs na saúde humana não são compreendidos. Enquanto algumas pesquisas sugerem que eles são seguros para consumo humano, outras apontam para a possibilidade de impactos negativos. De acordo com a *American Medical Association*, os OGMs não são inerentemente inseguros; no entanto, também são recomendados testes de segurança pré-mercado para evitar riscos potenciais[3].

Há evidências que indicam que a ingestão de alimentos geneticamente modificados pode causar reações alérgicas, toxicidade, disfunção imunológica e alterações metabólicas, e até mesmo alterações no nosso DNA, embora tais conclusões permaneçam controversas[4, 5]. Além disso, a transferência horizontal de genes é um receio que envolve o consumo de OGMs, pois há a possibilidade de que os genes introduzidos em plantas geneticamente modificadas se transfiram para o microbioma intestinal humano ou para outras bactérias[6].

OGMs na indústria alimentícia

Os OGMs estão integrados na indústria alimentícia. Globalmente, são cultivados em milhões de hectares de terra, sobretudo na produção de soja, milho, algodão e canola[7]. Esses ingredientes são amplamente usados em produtos alimentícios, desde alimentos processados até rações para animais, tornando os OGMs uma parte significativa da dieta humana e animal.

Em muitos países, a rotulagem de alimentos contendo OGMs não é obrigatória, o que, para os consumidores, torna difícil fazer escolhas informadas sobre sua ingestão. A falta de transparência na rotulagem é uma questão de preocupação pública e está sendo debatida em muitos fóruns internacionais[8].

É evidente que ainda há muito a ser descoberto sobre os efeitos em longo prazo dos OGMs na saúde humana. Enquanto os avanços tecnológicos na engenharia genética têm potencial para resolver questões de insegurança alimentar e promover a agricultura sustentável, é crucial que tais inovações sejam acompanhadas de pesquisas extensivas e regulamentações robustas para proteger a saúde humana.

Contaminação por xenoestrógenos

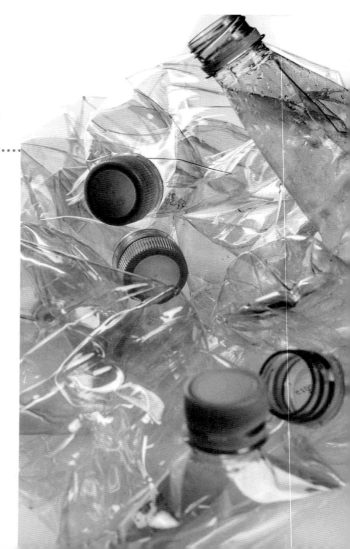

Os xenoestrógenos, que afetam o equilíbrio do sistema endócrino, são encontrados, entre outros, em embalagens e garrafas plásticas.
Fonte: Racool_studio / Freepik

Xenoestrógenos são substâncias químicas que se assemelham ao estrogênio, um hormônio produzido naturalmente pelo corpo humano e fundamental para o desenvolvimento ósseo e o sistema reprodutivo. Esses compostos são encontrados em diversos produtos do nosso cotidiano, como embalagens plásticas, latas de alumínio, cosméticos e alimentos enlatados. Quando ingeridos, inalados ou absorvidos pela pele, os xenoestrógenos se ligam aos receptores hormonais, afetando o equilíbrio do nosso sistema endócrino.

O bisfenol A (BPA) é um dos xenoestrógenos mais conhecidos. Ele está presente em diversos produtos, como mamadeiras, garrafas plásticas, latas de alumínio e até mesmo nos comprovantes de pagamento impressos por máquinas de cartão. O BPA pode causar danos à saúde, como alterações no sistema reprodutivo, aumento do risco de câncer de mama, obesidade, diabetes e problemas no desenvolvimento neurológico de crianças[9].

Outra preocupação crescente é a contaminação de microplásticos nos oceanos. Esses pequenos fragmentos com menos de 5 milímetros de diâmetro são ingeridos por peixes e crustáceos, entrando na cadeia alimentar e chegando até nossos pratos. Estudos recentes indicam que os microplásticos podem causar problemas gastrointestinais, hepáticos e reprodutivos em animais, além de afetar nosso sistema imunológico e desenvolvimento neurológico.

Estima-se que milhões de toneladas de plástico sejam despejados nos oceanos todos os anos, provocando danos irreversíveis à vida marinha e à saúde humana.

PARA NÃO ESQUECER:

1 **Impacto ambiental conectado à saúde humana:** as ações humanas, como desmatamento e poluição, causaram danos significativos ao planeta, afetando não apenas o meio ambiente, como também a saúde humana. Isso destaca a interdependência entre o bem-estar humano e a saúde do ecossistema.

2 **Poluição do ar e saúde:** a poluição do ar causada pela queima de combustíveis fósseis tem efeitos prejudiciais à saúde, levando a problemas respiratórios, bem como a doenças cardiovasculares e neurológicas. A conscientização sobre a redução da poluição do ar é fundamental para proteger nossa saúde.

3 **Impactos da luz artificial:** a exposição excessiva à luz artificial, especialmente de dispositivos eletrônicos, pode perturbar nosso ciclo circadiano, afetando a produção de melatonina. Isso abre caminho para o surgimento de problemas hormonais e aumenta o risco de doenças, enfatizando a importância de regulamentar o uso de luz artificial à noite.

4 **Contaminação por metais pesados e alimentos:** a contaminação de alimentos por metais pesados, como chumbo e mercúrio, representa uma ameaça à saúde humana, causando danos ao sistema nervoso e cardiovascular. Monitorar a qualidade dos alimentos é essencial para evitar a exposição a essas substâncias tóxicas.

Preocupações com OGMs e xenoestrógenos: a segurança dos organismos geneticamente modificados (OGMs) na indústria alimentícia é debatida, com evidências de possíveis efeitos adversos à saúde. Xenoestrógenos, como o BPA, podem interferir nos sistemas hormonais e imunológicos, ressaltando a necessidade de regulamentações rigorosas e rotulagem transparente para proteger os consumidores.

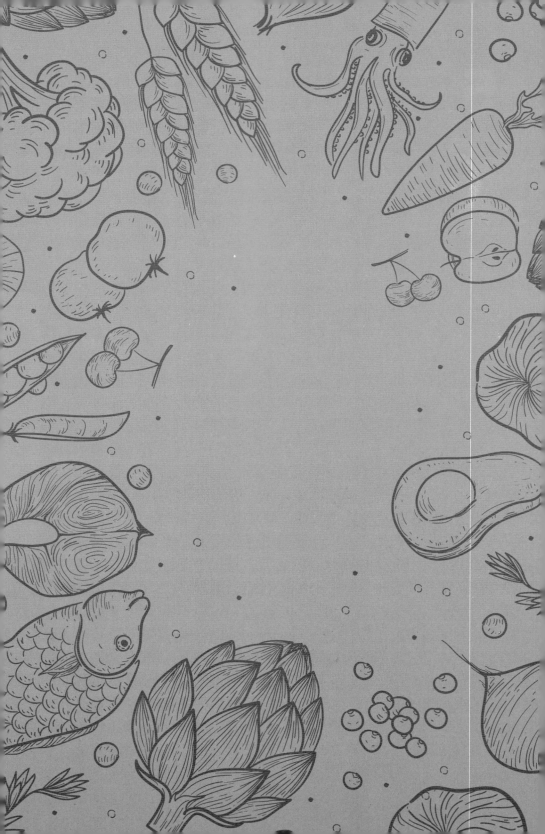

CAPÍTULO 20

CONTROLE DE DANOS: A REVOLUÇÃO COMEÇA POR VOCÊ

Não é novidade que os problemas ambientais enfrentados atualmente são em grande parte causados pelo ser humano. Desde a Revolução Industrial, nossa sociedade tem buscado avanços acelerados sem considerar as consequências para o meio ambiente. Uma dessas consequências é a contaminação por agentes químicos, como já mencionado nestas páginas, que representam graves riscos para a saúde.

Como vimos no capítulo anterior, a energia eletromagnética, a contaminação por metais pesados e a presença de xenoestrógenos são apenas alguns exemplos desses agentes químicos que tanto nos prejudicam. Muitas vezes, essas substâncias são encontradas em produtos que usamos diariamente, como cosméticos, plásticos, alimentos, bebidas e equipamentos eletrônicos. No entanto, pequenas mudanças em nossos hábitos podem fazer uma grande diferença na redução da exposição a elas. Evitar o uso de produtos que contenham bisfenol A em sua composição, substituindo-os por alternativas seguras, como recipientes de vidro, é uma maneira eficaz. Além disso, podemos escolher alimentos orgânicos, deixar de consumir peixes contaminados com mercúrio e optar por filtros de água de qualidade, como o tradicional filtro de barro, que ajuda a eliminar a maioria dos metais pesados encontrados na água. Ao adotar essas mudanças, estamos protegendo não apenas nossa saúde, mas também a do planeta e das futuras gerações.

Cabe a nós, como indivíduos e como sociedade, assumir a responsabilidade pelos problemas ambientais que criamos e fazer mudanças significativas em nossos hábitos e comportamentos a fim de minimizar os danos causados por esses agentes químicos. É hora de adotarmos uma abordagem mais consciente em relação ao meio ambiente em que vivemos e à nossa saúde, trabalhando juntos para construir um futuro mais saudável.

Medidas práticas para controlar os danos e promover a sustentabilidade

Para controlar os danos causados pelos agentes químicos e promover a sustentabilidade, é essencial adotar medidas práticas em nosso dia a dia. Aqui estão algumas sugestões que podem fazer a diferença:

→ **Opte por produtos orgânicos**. Os alimentos orgânicos são cultivados sem o uso de defensivos agrícolas, o que reduz significativamente a exposição a substâncias tóxicas. Estudos mostram que os orgânicos apresentam menor quantidade de resíduos de defensivos em comparação aos alimentos convencionais[1]. Procure por eles em feiras locais e mercados especializados, ou até mesmo cultive o próprio alimento em hortas caseiras.

→ **Escolha materiais seguros.** Evite produtos que contenham substâncias tóxicas, como bisfenol A (BPA) e ftalatos. Estudos têm mostrado que a exposição a elas pode estar associada a problemas de saúde, incluindo alterações hormonais e efeitos negativos no sistema reprodutivo[2,3]. Opte por recipientes de vidro ou aço inoxidável para armazenar alimentos e bebidas, e verifique se os produtos que você utiliza diariamente, como cosméticos e itens de limpeza, são livres de substâncias prejudiciais à saúde.

→ **Reduza o uso de plásticos.** O plástico é um dos principais contribuintes para a poluição do meio ambiente e a contaminação por agentes químicos. Estudos mostram que ele pode liberar substâncias tóxicas, como ftalatos e bisfenóis, elementos capazes de provocar efeitos adversos na saúde humana[4,5]. Opte por alternativas mais sustentáveis, como sacolas reutilizáveis de tecido, garrafas de água duráveis e recipientes de armazenamento de alimentos feitos de materiais seguros.

→ **Atente-se aos rótulos.** Leia os rótulos dos produtos que você compra e esteja atento a ingredientes prejudiciais à saúde. Procure por certificações de segurança e sustentabilidade, como selos orgânicos, selos de comércio justo e certificações de produtos livres de substâncias tóxicas. Estudos têm mostrado que a rotulagem adequada de produtos pode ajudar os consumidores a tomar decisões mais informadas em relação à saúde e à sustentabilidade[6,7].

→ **Filtre sua água.** Use filtros de água de qualidade para remover contaminantes, como metais pesados e xenoestrógenos.

Estudos têm demonstrado que os filtros de água podem ser eficazes na remoção de substâncias químicas indesejáveis da água potável[8, 9]. Filtros de barro ou de carvão ativado, bem como sistemas de filtragem doméstica, podem ser opções eficazes na hora de garantir uma água mais segura para consumo.

→ **Promova a conscientização.** Compartilhe informações sobre os riscos dos agentes químicos e a importância de escolhas sustentáveis com sua família, amigos e comunidade. Estudos têm mostrado que a conscientização sobre questões ambientais e de saúde pode levar a mudanças de comportamento e escolhas mais sustentáveis[10, 11]. Conscientize-se sobre os problemas ambientais e incentive outros a adotarem medidas práticas em busca de um estilo de vida mais saudável e sustentável.

→ **Pressione por mudanças.** Como consumidores, temos o poder de influenciar as empresas e os governos por meio de nossas escolhas. Faça perguntas sobre os produtos que você consome e dê preferência a marcas comprometidas com a saúde e a sustentabilidade. Além disso, apoie iniciativas e políticas que promovam práticas mais seguras e sustentáveis em relação aos agentes químicos. Estudos mostram que a pressão dos consumidores pode levar a mudanças significativas nas práticas das empresas e na regulamentação governamental[12, 13].

Lembre-se de que pequenas ações individuais podem ter um impacto coletivo significativo. Ao adotar essas medidas em sua vida diária, você contribui para o controle dos danos causados pelos agentes químicos e ajuda a construir um futuro mais saudável para todos. Juntos, podemos fazer a diferença na proteção da saúde humana e do meio ambiente.

PARA NÃO ESQUECER:

1 **Responsabilidade ambiental:** reconhecer que muitos problemas ambientais são resultado das ações humanas é o primeiro passo para abordar essas questões e proteger nossa saúde e a saúde do planeta. Devemos assumir a responsabilidade por nossas escolhas.

2 **Atenção aos agentes químicos:** esteja ciente da presença de agentes químicos prejudiciais em produtos do cotidiano, como alimentos e plásticos. Essas substâncias podem se acumular no corpo ao longo do tempo, causando danos à saúde.

3 **Mudanças individuais importantes:** pequenas mudanças em nossos hábitos, como escolher produtos seguros e sustentáveis, podem ter um impacto positivo significativo quando adotadas em larga escala. Isso inclui apoiar empresas que adotam práticas responsáveis.

4 **Informação e rotulagem:** são fundamentais para que os consumidores façam escolhas informadas sobre produtos mais seguros e saudáveis. Devemos pressionar por maior transparência na indústria.

5 **Pressão por mudanças:** os consumidores têm o poder de influenciar empresas e governos por meio de escolhas conscientes e pressão por práticas mais responsáveis. Juntos, podemos impulsionar mudanças positivas em direção a um ambiente mais saudável e sustentável.

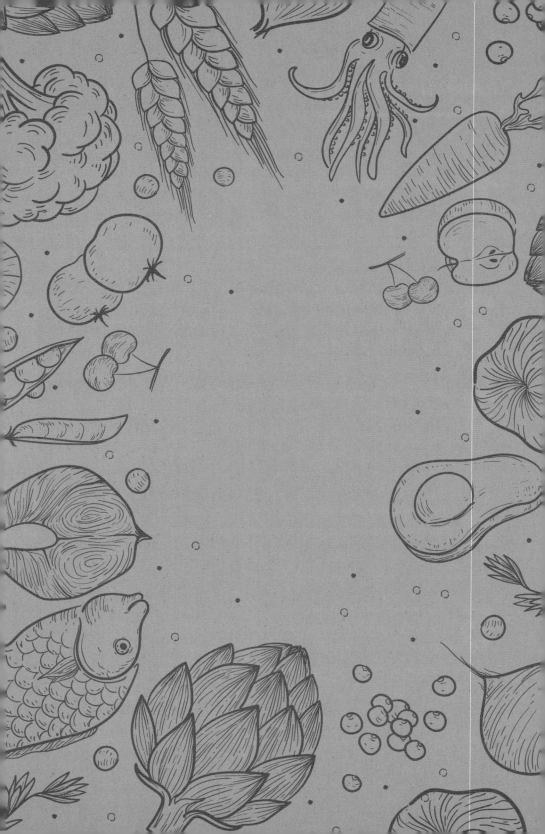

CAPÍTULO 21

O PAPEL DA SUPLEMENTAÇÃO NA ERA CONTEMPORÂNEA

À medida que a humanidade avançou ao longo do tempo, a maneira de viver, trabalhar e nos alimentar mudou drasticamente. Muitos desses avanços trouxeram comodidades e luxos impensáveis para nossos antigos ancestrais. No entanto, também nos confrontaram com novos desafios e problemas, sobretudo em relação à saúde e ao bem-estar.

Como já vimos, nossos antigos ancestrais, caçadores-coletores por natureza, tinham uma dieta diversificada e nutritiva, que incluía a ingestão de animais em sua totalidade. Da cauda ao focinho, nenhum pedaço era desperdiçado, e as vísceras – coração, fígado, rins, tutano dos ossos e outros órgãos internos – eram valorizadas. As vísceras são ricas em nutrientes, pois contêm altas concentrações de vitaminas e minerais essenciais, servindo de verdadeiros "polivitamínicos" naturais.

Com o advento da agricultura e, depois, da industrialização, nossa dieta e estilos de vida mudaram drasticamente. Passamos de uma dieta diversificada e rica em nutrientes para uma que é dominada por cereais processados, alimentos farináceos e açúcares. Embora esses alimentos sejam convenientes e saborosos, são pobres do ponto de vista nutricional.

A indústria de alimentos, consciente das deficiências nutricionais inerentes a muitos desses alimentos, começou a "enriquecer" seus produtos com vitaminas e minerais. No entanto, essas formas sintéticas não substituem a qualidade e a variedade dos nutrientes encontrados em alimentos integrais e naturais. Além disso, muitos dos nutrientes adicionados aos alimentos processados não são tão facilmente absorvidos pelo corpo como os encontrados nos alimentos naturais.

Aqui surge uma questão crucial: como garantir que estamos recebendo os nutrientes de que precisamos para uma saúde ideal em nossa dieta moderna? A resposta está na suplementação nutricional. A suplementação tornou-se uma ferramenta essencial para preencher as lacunas nutricionais em nossa dieta, fornecendo-nos os nutrientes de que nosso corpo precisa para funcionar de maneira ideal.

Neste capítulo, vamos explorar a importância da suplementação nutricional em nossa era contemporânea, abordando sua necessidade diante do esgotamento do sono, da alimentação baseada em alimentos de qualidade questionável e da exposição constante a agressões ambientais.

A importância crucial do ômega-3

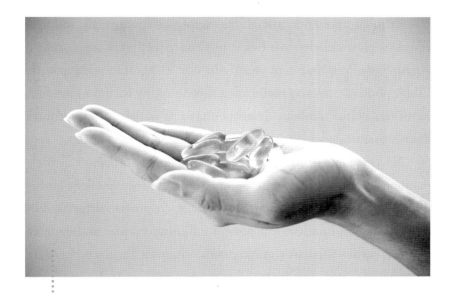

Com uma poderosa ação anti-inflamatória, o ômega-3 passou a ser visto como um elixir da boa saúde, já que é potencialmente capaz de prevenir doenças crônicas.

Fonte: jcomp / Freepik

O equilíbrio entre ácidos graxos essenciais, particularmente ômega-6 e ômega-3, é de extrema importância para a manutenção da saúde humana. Nas dietas ancestrais, essa proporção ficava em torno de 1:1, refletindo uma harmonia ideal que favorecia o funcionamento correto do organismo[1]. No entanto, a dieta ocidental moderna gerou um desequilíbrio nessa proporção, que chega a alcançar alarmantes 15:1 a 17:1. Esse desequilíbrio promove um estado pró-inflamatório no organismo, contribuindo para o desenvolvimento de diversas doenças crônicas, desde condições cardiovasculares até desordens neurodegenerativas.

A importância do ômega-3 para a saúde humana é inegável. Essa família de ácidos graxos essenciais, particularmente os ácidos eicosapentaenoico (EPA) e docosa-hexaenoico (DHA), tem um papel vital em diversas funções corporais. DHA, por exemplo, é um componente crucial das membranas neuronais, influenciando a plasticidade sináptica e, por consequência, a memória e a cognição[2]. Pesquisas têm mostrado que a ingestão adequada de DHA pode não apenas melhorar a função cognitiva em indivíduos saudáveis como também desempenhar um papel protetor contra doenças neurodegenerativas, sendo Alzheimer um exemplo.

No cenário cardiovascular, os ácidos graxos ômega-3, principalmente EPA e DHA, têm demonstrado efeitos benéficos consideráveis. Eles podem auxiliar na redução da pressão arterial, melhorar os perfis lipídicos sanguíneos e diminuir a probabilidade de eventos cardiovasculares graves, como ataques cardíacos[3]. Além disso, estudos têm demonstrado que o ômega-3 pode desempenhar papel crucial na redução da inflamação, um fator-chave na patogênese de muitas doenças cardiovasculares.

No entanto, apesar de sua importância, a obtenção de quantidades adequadas de ômega-3 por meio da dieta é um desafio na era moderna. Peixes oleosos como salmão, cavala e arenque são fontes ricas em ômega-3, mas muitas vezes não são consumidos em quantidades suficientes. Além disso, preocupações sobre a contaminação de peixes com mercúrio e outros poluentes têm levado muitas pessoas a limitar sua ingestão. Nesse contexto, a suplementação de ômega-3 surge como uma estratégia potencialmente eficaz para assegurar a ingestão adequada desse nutriente essencial.

No entanto, quando se trata de suplementos de ômega-3, nem todos são criados igualmente. A qualidade do suplemento é um fator crucial a ser considerado. Ao escolher o produto, é importante procurar aqueles que foram testados por terceiros para verificar sua pureza e potência. A certificação por organizações como o International Fish Oil Standards (IFOS) pode garantir que o suplemento contém a concentração indicada de ômega-3 e está livre de contaminantes e oxidação.

Além disso, a forma do suplemento pode afetar a sua absorção pelo corpo. Estudos têm mostrado que o ômega-3 na forma de triglicerídeos é mais bem absorvido pelo corpo do que na forma de éster etílico, comum em muitas opções de menor qualidade. Portanto, é aconselhável procurar suplementos de ômega-3 na forma de triglicerídeos.

O armazenamento adequado do suplemento também é crucial para manter sua eficácia. Os ácidos graxos ômega-3 são sensíveis à oxidação, portanto, o produto deve ser armazenado longe da luz, calor e umidade. Alguns suplementos também contêm antioxidantes, como a vitamina E, para ajudar a retardar a oxidação e prolongar a sua vida útil.

Para maximizar os benefícios da suplementação de ômega-3, é aconselhável combiná-la com uma dieta equilibrada, rica em carnes variadas, ovos, frutas e vegetais, e um estilo de vida ativo. A manutenção de um equilíbrio adequado de ômega-6 e ômega-3 na dieta é fundamental, e para isso é necessário reduzir substancialmente a ingestão de alimentos que contenham óleos vegetais ricos em ômega-6, como o de soja e o de milho.

Em resumo, a importância do ômega-3 para a saúde humana é incontestável. Diante do desequilíbrio na proporção ômega-6/ômega-3 e da ingestão inadequada de ômega-3 na dieta contemporânea, a suplementação se apresenta como uma estratégia eficaz para otimizar a ingestão desse nutriente. Entretanto, a qualidade do suplemento é crucial, demandando atenção especial na sua escolha e armazenamento.

Epidemia mundial de deficiência de magnésio

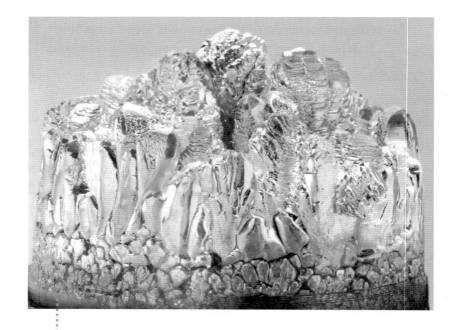

Imagem de magnésio cristalizado. Estudos sugerem que a maioria da população mundial pode não estar obtendo magnésio suficiente de suas dietas.

Fonte: CSIRO, CC BY 3.0. Disponível em: https://commons.wikimedia.org/w/index.php?curid=3547493. Acesso em: 9 out. 2023.

O magnésio é um mineral essencial, vital para inúmeras funções biológicas no corpo humano. Está envolvido em mais de trezentas reações enzimáticas, influenciando tudo, desde a saúde do sistema nervoso até a função cardíaca, passando pela saúde óssea e pelo controle glicêmico[4]. Apesar de sua importância inquestionável, estamos vivenciando uma epidemia silenciosa de deficiência de magnésio.

Estudos sugerem que a maioria da população mundial pode não estar obtendo magnésio suficiente de suas dietas[5]. Essa deficiência é particularmente preocupante dado o papel crucial do mineral na manutenção da saúde e prevenção de doenças. A deficiência de magnésio tem sido associada a uma série de condições crônicas de saúde, incluindo doenças cardiovasculares, diabetes tipo 2, osteoporose e enxaqueca.

A situação é agravada pela depleção do magnésio nos solos agrícolas ao redor do mundo, um problema particularmente sério no Brasil. O uso intensivo de fertilizantes e práticas agrícolas inadequadas tem esgotado os minerais do solo, resultando em alimentos menos nutritivos do que eram algumas décadas atrás. Além disso, ao processar e cozinhá-los, podemos reduzir ainda mais a quantidade de magnésio nos alimentos, tornando ainda mais difícil obter níveis suficientes desse mineral essencial por meio da dieta.

O magnésio desempenha um papel crucial no funcionamento do sistema nervoso. Está envolvido na transmissão de impulsos nervosos e na modulação da atividade dos neurotransmissores. Estudos têm demonstrado que sua deficiência pode contribuir para o desenvolvimento de condições neurológicas como a depressão e a ansiedade[6]. Além disso, a suplementação com magnésio pode melhorar a qualidade do sono, um componente essencial para a saúde mental e física[7].

No sistema cardiovascular, o magnésio é igualmente vital. Participa na regulação da pressão arterial, na contração e no relaxamento dos músculos cardíacos, bem como na manutenção do ritmo cardíaco regular. Uma baixa ingestão do mineral tem sido associada a maior risco de hipertensão, doença arterial coronariana e fibrilação atrial[8].

Na esfera metabólica, o magnésio desempenha papel-chave na regulação da glicose e da insulina. Sua deficiência está associada a maior risco de desenvolvimento de diabetes tipo 2, e a suplementação com magnésio pode melhorar o controle glicêmico em indivíduos com essa condição[9].

Em face dessa epidemia silenciosa, a suplementação surge como uma estratégia promissora para melhorar a ingestão desse mineral vital. É aconselhável procurar um suplemento de magnésio de alta qualidade, preferencialmente na forma de citrato de magnésio, que tem melhor absorção pelo organismo.

Dito isso, é importante ressaltar que a suplementação deve ser combinada com uma dieta equilibrada e repleta de alimentos ricos em magnésio, como folhas verdes, nozes, sementes, grãos integrais e leguminosas. Além disso, deve-se buscar orientação de um profissional de saúde antes de iniciar a suplementação, para garantir que ela seja segura e eficaz.

Em suma, a deficiência de magnésio é uma preocupação de saúde pública que precisa ser abordada. Precisamos reconhecer e respeitar a importância do magnésio para a nossa saúde e tomar medidas para garantir que estejamos obtendo o suficiente desse mineral vital.

A deficiência mundial de vitamina D: uma crise contemporânea

Agora nos voltamos para um dos principais atores do palco da suplementação nutricional – a vitamina D. Essa vitamina, mais apropriadamente classificada como um pró-hormônio, em virtude de suas amplas funções fisiológicas, desempenha papel vital em vários processos biológicos essenciais, desde a manutenção da saúde óssea até a modulação do sistema imunológico[10].

Nossos ancestrais, vivendo como caçadores-coletores sob a luz brilhante do sol, tinham acesso mais direto e abundante à fonte mais rica de vitamina D: a luz solar. Quando a pele é exposta à luz solar, produz vitamina D. No entanto, à medida que nossa civilização avançou, passamos a maior parte da vida em ambientes fechados, protegidos do sol. Esse estilo de vida moderno, combinado com o uso exagerado de protetor solar, resultou em uma epidemia global de deficiência de vitamina D, com estudos sugerindo que até 50% da população mundial pode estar com deficiência desse nutriente essencial[11].

A deficiência de vitamina D tem implicações de longo alcance para a saúde humana. Ela tem sido associada a uma série de condições de saúde adversas, incluindo osteoporose, câncer, depressão, doenças cardiovasculares e autoimunes[10]. De fato, ela é tão crucial para a nossa saúde que alguns cientistas argumentam que a capacidade do corpo humano de produzir vitamina D em resposta à exposição solar foi um dos principais impulsionadores da nossa evolução[12].

Dada a amplitude e a profundidade das funções da vitamina D, a suplementação desse nutriente tornou-se cada vez mais importante. Vários estudos indicam que sua suplementação pode ajudar a melhorar a função imunológica, a saúde mental e cardiovascular, além de ter impacto positivo na longevidade[12].

O reconhecimento da importância vital da vitamina D e das implicações de sua deficiência na saúde global levou a um maior foco na sua suplementação como uma estratégia-chave para melhorar a saúde pública. No entanto, isso deve ser feito de maneira responsável. É essencial procurar o conselho de um profissional de saúde ao iniciar qualquer regime de suplementação, para garantir que as doses sejam apropriadas e seguras.

As deficiências de vitaminas do complexo B: uma consequência da dieta moderna

Em nossa jornada pelo universo da suplementação nutricional, é essencial discutirmos as vitaminas do complexo B. Essas vitaminas, que incluem B1 (tiamina), B2 (riboflavina), B3 (niacina), B5 (ácido pantotênico), B6 (piridoxina), B7 (biotina), B9 (folato) e B12 (cobalamina), desempenham papel fundamental em uma infinidade de funções bioquímicas, desde o metabolismo energético até a síntese de DNA e a sinalização neural[13].

O nosso padrão alimentar evoluiu drasticamente ao longo dos últimos séculos, passando de uma dieta baseada em alimentos integrais para uma dominada por alimentos ultraprocessados. Esses últimos são, com frequência, deficientes em nutrientes essenciais, entre eles as vitaminas do complexo B. Além disso, o consumo de álcool, a exposição crônica ao estresse e certos medicamentos, como contraceptivos orais e remédios para diabetes tipo 2, podem levar à depleção dessas vitaminas essenciais E[13,14].

A transição para um estilo de vida moderno e uma dieta ultraprocessada tem consequências significativas. A deficiência de uma ou mais vitaminas do complexo B pode provocar uma série de problemas de saúde, desde fadiga e confusão mental até anemia e doenças do sistema nervoso. Por exemplo, a deficiência de vitamina B12, que é particularmente comum entre idosos e vegetarianos, pode resultar em danos neurológicos irreversíveis quando não tratada[14,15]. Além disso, a falta de folato durante a gravidez pode aumentar o risco de defeitos do tubo neural, como a espinha bífida, no feto[16].

Tendo em vista a prevalência de dietas pobres em nutrientes e a magnitude das consequências para a saúde associadas à deficiência de vitaminas do complexo B, é evidente que a suplementação dessas vitaminas é uma necessidade urgente para muitas pessoas. No entanto, como sempre, isso deve ser feito de maneira responsável. Embora sejam solúveis em água e, portanto, consideradas relativamente seguras, a ingestão excessiva de algumas dessas vitaminas, como a B6, pode provocar problemas de saúde, por exemplo, danos aos nervos[13]. Assim, a orientação de um profissional de saúde é crucial ao iniciar qualquer regime de suplementação.

A transição para uma dieta rica em alimentos integrais e nutricionalmente densos é, sem dúvida, a melhor maneira de prevenir a deficiência de vitaminas do complexo B. No entanto, dadas as dificuldades de se fazer isso em nossa sociedade moderna, a suplementação pode ser uma estratégia eficaz para preencher as lacunas nutricionais e garantir o funcionamento ideal do corpo[13].

Os antioxidantes essenciais: protegendo-se contra as agressões ambientais

Vivemos em um mundo em que estamos expostos constantemente a diversas agressões ambientais, como poluição do ar, contaminação do solo, microplásticos, xenoestrógenos e energia eletromagnética. Esses agressores podem causar estresse oxidativo, que é um desequilíbrio entre a produção de radicais livres e a capacidade do corpo de contrabalançar ou desintoxicar seus efeitos nocivos por meio de neutralização por antioxidantes.

Felizmente, existem antioxidantes suplementados que podem ajudar a combater o estresse oxidativo. Aqui destacaremos alguns dos antioxidantes mais comumente suplementados: vitamina C, astaxantina, ácido alfa-lipoico, glutationa e curcumina.

→ **Vitamina C**. Também conhecida como ácido ascórbico, a vitamina C é um antioxidante solúvel em água que desempenha papel crucial na proteção contra o estresse oxidativo. Além de antioxidante, é necessária para a síntese de colágeno e para o funcionamento adequado do sistema imunológico. Pode ser encontrada em muitos alimentos, incluindo frutas cítricas, morangos, kiwi e vegetais folhosos verdes, mas também pode ser suplementada para garantir uma ingestão adequada[17].

→ **Astaxantina**. É um carotenoide produzido por algumas algas e encontrado em peixes e frutos do mar como salmão e camarão. Ela é um poderoso antioxidante que tem a capacidade única de abranger a membrana celular, fornecendo proteção antioxidante dentro e fora da célula[18].

→ **Ácido alfa-lipoico**. É um antioxidante solúvel em água e gordura, o que significa que pode funcionar em ambas as partes da célula. É também um componente vital do metabolismo celular e pode aumentar os níveis de outros antioxidantes, como as vitaminas C e E[19].

→ **Glutationa**. Considerada o "mestre antioxidante", a glutationa é uma molécula produzida naturalmente pelo corpo. Protege as células contra os radicais livres e ajuda a desintoxicar o corpo de toxinas e produtos químicos prejudiciais. Além disso, pode ajudar a reciclar outros antioxidantes, como as vitaminas C e E e a coenzima Q10[20].

→ **Curcumina**. Principal ingrediente ativo da cúrcuma, a curcumina é um antioxidante poderoso, com propriedades anti-inflamatórias significativas; pode neutralizar os radicais livres e aumentar a atividade das enzimas antioxidantes do corpo[21].

Cada um desses antioxidantes tem uma função única, e juntos proporcionam uma defesa robusta contra o estresse oxidativo. No entanto, é essencial lembrar que a suplementação antioxidante deve ser vista como um complemento, e não substituta de uma dieta rica em diversos alimentos vegetais, as fontes naturais de antioxidantes. Ademais, vale reforçar o quão importante é discutir qualquer regime de suplementação com um profissional de saúde antes de iniciar, para garantir que seja apropriado para suas necessidades individuais e não interfira em quaisquer condições médicas existentes ou medicamentos prescritos.

Em conclusão, à medida que enfrentamos uma variedade crescente de agressores ambientais em nossa vida, a importância de um regime de suplementação robusto, incluindo antioxidantes-chave como vitamina C, astaxantina, ácido alfa-lipoico, glutationa e curcumina, torna-se ainda maior.

Coenzima Q10: um caso especial de suplementação

A coenzima Q10 (CoQ10), também conhecida como ubiquinona, é uma substância similar a uma vitamina produzida naturalmente pelo corpo e encontrada em quase todas as células. Como componente-chave na produção de energia celular e um poderoso antioxidante, a CoQ10 desempenha papel crucial no funcionamento do organismo. No entanto, a capacidade do corpo de produzir CoQ10 diminui com a idade e pode ser impactada por certos medicamentos, as estatinas[22].

As estatinas são uma classe de medicamentos comumente prescritos para o controle do colesterol alto, condição conhecida como dislipidemia. Elas funcionam ao inibir a enzima HMG-CoA redutase, que desempenha papel fundamental na produção de colesterol no organismo. No entanto, a inibição dessa via metabólica não apenas reduz a produção de colesterol como também diminui a produção de CoQ10[23].

Os efeitos da depleção de CoQ10 podem ser significativos. Ela é vital para a saúde do coração, e a deficiência dessa substância pode causar uma variedade de sintomas, incluindo fadiga, dores musculares e, em casos raros, insuficiência cardíaca. Além disso, alguns estudos sugerem que a deficiência de CoQ10 pode aumentar o risco de efeitos colaterais das estatinas[24].

Nesse contexto, a suplementação com CoQ10 surge como uma estratégia útil para reverter ou prevenir a depleção de CoQ10 em pacientes em uso de estatinas. Estudos têm mostrado que essa tática pode aliviar alguns dos efeitos colaterais das estatinas, particularmente os relacionados aos músculos[25]. Além disso, há evidências sugerindo que a CoQ10 pode ter benefícios cardiovasculares independentes, possivelmente reduzindo o risco de eventos cardíacos adversos.

É fundamental destacar que a decisão de iniciar a suplementação com CoQ10 deve ser tomada em conjunto com um profissional de saúde. A individualidade bioquímica, bem como a interação entre medicamentos e suplementos, deve ser considerada para garantir uma abordagem segura e eficaz ao uso de suplementos nutricionais como a CoQ10.

1 **Suplementação para nutrição equilibrada:** a suplementação nutricional desempenha papel vital na complementação de dietas modernas carentes de nutrientes essenciais, ajudando a preencher as lacunas nutricionais.

2 **A Importância dos ácidos graxos polinsaturados ômega-3:** o aumento brutal no consumo de óleos de cozinha e gorduras hidrogenadas nas dietas ocidentais levou à proporção de ômega-6:ômega-3 na dieta para até 20:1, quando o ideal seria 2:1. A suplementação de ômega-3 pode ajudar a corrigir esse desequilíbrio presente na dieta contemporânea, reduzindo assim a inflamação crônica subclínica.

3 **Combate à deficiência de magnésio:** dada a escassez de magnésio no solo brasileiro, estima-se que grande parcela da população sofra deficiência desse importante mineral. A suplementação de magnésio pode ser necessária em muitos casos para manter a saúde dos sistemas cardiovascular, nervoso e muscular.

4 **Vitamina D é fundamental para a saúde óssea e imunidade:** a prevalência de deficiência de vitamina D é alta, especialmente no Sudeste e no Sul do Brasil. A vitamina D desempenha uma infinidade de funções metabólicas, e a sua suplementação é muitas vezes necessária e fundamental para a manutenção da saúde da população, especialmente em casos de pouca exposição solar.

5 **Antioxidantes para proteção:** suplementos antioxidantes, como vitamina C, astaxantina, ácido alfa-lipoico, glutationa e curcumina, ajudam a proteger contra o estresse oxidativo e as agressões do dia a dia, contribuindo para a saúde geral.

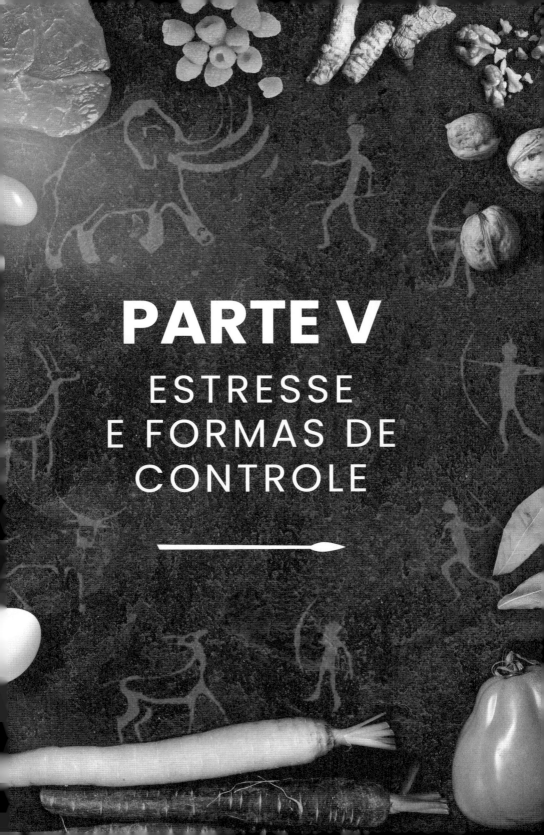

PARTE V
ESTRESSE E FORMAS DE CONTROLE

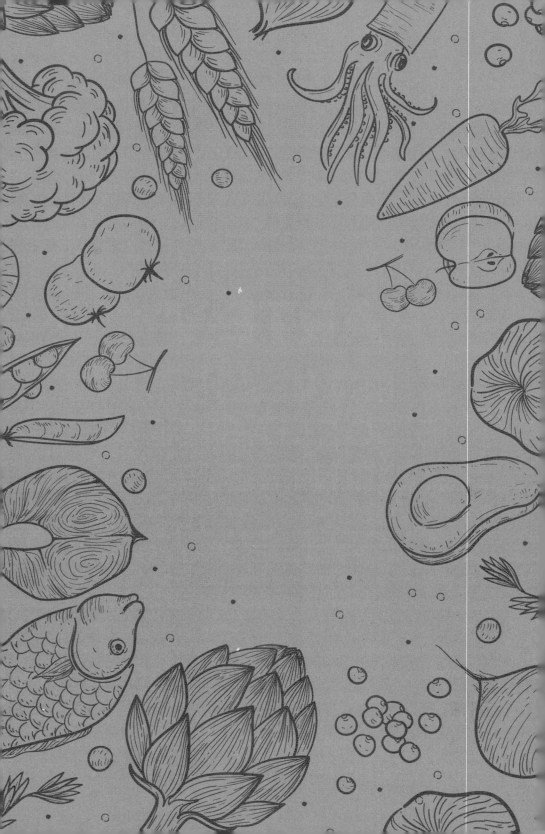

CAPÍTULO 22

EVOLUÇÃO DO ESTRESSE: DA ERA PRIMITIVA À MODERNIDADE, E AS CONSEQUÊNCIAS PARA A SAÚDE

As pressões do mundo moderno têm intensificado a prevalência do estresse crônico, causando aumento significativo nas complicações relacionadas à saúde. Nossa experiência com o estresse mudou profundamente ao longo dos séculos, migrando de ameaças físicas imediatas, enfrentadas por nossos antepassados, para um estado contínuo de estresse psicológico gerado pelo ritmo frenético de nossa sociedade contemporânea.

O estresse nas antigas sociedades

Em eras primitivas, a vida era marcada por lutas pela sobrevivência diante de perigos tangíveis, como batalhas, predadores ou escassez de alimentos. A resposta ao estresse naquela época se dava por meio do mecanismo de "luta ou fuga", uma reação fisiológica que preparava o organismo para enfrentar ou fugir da ameaça. Assim que o perigo passava, o corpo retornava ao estado de repouso[1].

Esse tipo de estresse, apesar de intenso, era episódico e, paradoxalmente, teve papel importante na sobrevivência e evolução da espécie humana. A resposta fisiológica ao estresse aumentava a performance física e mental diante de desafios, contribuindo para a adaptação ao meio[1].

A transformação do estresse na era moderna

Com o avanço da civilização e o surgimento de sociedades mais complexas, o tipo de estresse vivenciado se transformou. O estresse crônico, causado por ameaças menos palpáveis e mais persistentes, tornou-se uma constante na vida humana.

A urgência por resultados, o ritmo acelerado das atividades, a pressão no trabalho e as exigências sociais são exemplos de estressores crônicos que caracterizam a era moderna. Esse estado contínuo de alerta não permite que o corpo retorne ao seu estado de repouso, gerando uma sobrecarga que pode desencadear uma série de problemas de saúde.

Estudos recentes têm associado o estresse crônico a uma variedade de doenças, incluindo doenças cardiovasculares[2], hipertensão[3], diabetes tipo 2[4], depressão[5] e transtornos de ansiedade[6]. A lista de condições relacionadas ao estresse crônico é longa e atinge, além da saúde física, a saúde mental e o bem-estar geral.

Burnout: a consequência extrema do estresse crônico

O estresse é uma resposta biológica que tem sido parte integrante da evolução humana. Acelerou nossa resposta aos perigos, fortaleceu nossa sobrevivência e moldou nossa capacidade de adaptação. No entanto, em nossa sociedade contemporânea acelerada e orientada para resultados, a exposição frequente e prolongada ao estresse pode provocar problemas de saúde significativos.

Um fenômeno relacionado ao estresse crônico que tem recebido atenção considerável na literatura científica é o burnout, caracterizado por exaustão física e mental, despersonalização e diminuição do desempenho, geralmente resultantes de condições de trabalho estressantes.

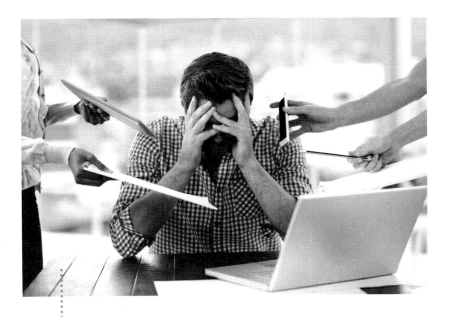

O burnout é um fenômeno observado há tempos e em larga escala no ambiente de trabalho.

Fonte: creativeart / Freepik

Melamed et al. conduziram um estudo associando o burnout ao risco aumentado de doença cardiovascular, sugerindo que o estresse crônico e a inflamação sistêmica, ambos componentes do burnout, podem estar entre os caminhos causais para doenças cardiovasculares[8]. Além disso, Toker et al. encontraram uma relação entre burnout e elevação dos biomarcadores de inflamação, tais como proteína C-reativa e fibrinogênio, indicando uma possível ligação entre burnout e doenças crônicas como as cardíacas e diabetes[9].

Em termos de saúde mental, o burnout tem sido associado a uma série de problemas psicológicos. Ahola et al. descobriram que os indivíduos com burnout tinham maior probabilidade de apresentar sintomas depressivos[10]. Uma conclusão semelhante foi alcançada por Bianchi et al. em sua revisão, que apontou para uma sobreposição significativa entre burnout e depressão[11].

Em uma revisão sistemática abrangente, Salvagioni et al. exploraram as consequências físicas, psicológicas e ocupacionais do burnout. Seus resultados indicaram que ele está associado a uma variedade de problemas de saúde, desde doenças cardiovasculares e psiquiátricas até dores musculoesqueléticas, problemas gastrointestinais, doenças respiratórias, distúrbios do sono e dores de cabeça[12].

No entanto, o estresse não é inerentemente prejudicial. De fato, o estresse episódico ou agudo pode até ser benéfico para o corpo. Dhabhar apontou que o estresse agudo pode melhorar a função imunológica e, por sua vez, aprimorar a capacidade do corpo de lidar com lesões e infecções[6]. Cohen et al. sugeriram que a resposta ao estresse pode, em alguns casos, proteger o indivíduo contra a doença ao promover a adaptação ao ambiente[7].

Contudo, é o estresse crônico, o qual se tornou um emblema dos tempos modernos, que tende a ter consequências mais prejudiciais para a saúde. A aceleração do ritmo de vida, a pressão constante por resultados imediatos e a conectividade ininterrupta contribuem para um ambiente que propicia o estresse crônico e, por consequência, o burnout.

Embora seja inevitável que experimentemos estresse em nossa vida, é vital aprendermos a gerenciá-lo efetivamente. Compreender o impacto que o estresse crônico e o burnout podem ter sobre a nossa saúde é o primeiro passo para desenvolver estratégias eficazes de enfrentamento e prevenir as doenças a eles associadas.

A importância da resiliência e do gerenciamento do estresse

Embora o estresse crônico tenha consequências negativas para a saúde, é importante reconhecer que o estresse é uma resposta normal do organismo e, em algumas situações, pode ser benéfico. A exposição ao estresse moderado pode fortalecer a resiliência, aumentar a capacidade de enfrentar desafios e promover o crescimento pessoal. Pesquisas indicam que a exposição moderada ao estresse pode melhorar a função imunológica, oferecendo certo grau de proteção contra doenças[8, 9].

No entanto, o estresse deve ser gerenciado de forma eficaz, para evitar que se torne crônico. Estratégias de gerenciamento do estresse incluem práticas de autocuidado como alimentação saudável, exercícios físicos regulares, técnicas de relaxamento – meditação e ioga, por exemplo – e tempo de qualidade com amigos e familiares.

Mova-se para gerenciar o estresse

O exercício, em quase todas as suas formas, pode atuar como um alívio para o estresse. Ser ativo estimula as suas endorfinas, que geram sensações de bem-estar, e ajuda a distrair-se das preocupações do dia a dia.

De acordo com a equipe da Mayo Clinic, qualquer forma de exercício, desde a aeróbica até a ioga, pode atuar como um alívio para o estresse. Mesmo se você não for um atleta ou se estiver fora de forma, um pouco de exercício pode auxiliar significativamente no gerenciamento do estresse.

O exercício não apenas aumenta a saúde geral e o senso de bem-estar, proporcionando mais energia para o dia a dia, mas também tem benefícios diretos para o combate ao estresse:

→ **Aumenta as endorfinas.** A atividade física pode ajudar a aumentar a produção desses neurotransmissores, que geram sensações de bem-estar no cérebro.

→ **Reduz os efeitos negativos do estresse.** O exercício pode proporcionar alívio para o corpo ao imitar os efeitos do estresse, como a resposta de luta ou fuga.

→ **É uma forma de meditação em movimento.** Depois de um jogo intenso de tênis, uma longa caminhada ou corrida, ou várias voltas na piscina, esquecemos as irritações do dia, pois nos concentramos apenas nos movimentos do corpo.

→ **Melhora o humor.** O exercício regular pode aumentar a autoconfiança, melhorar o humor, ajudar a relaxar e reduzir os sintomas de depressão leve e ansiedade. Também pode melhorar o sono, que é frequentemente interrompido por problemas como estresse, depressão e ansiedade.

Antes de começar um novo programa de exercícios, é recomendável consultar um médico, sobretudo se você não tem se exercitado há algum tempo ou tem preocupações de saúde. Lembre-se de começar devagar e aumentar gradualmente o seu nível de aptidão física. Também é importante fazer o que ama. Quase qualquer forma de exercício ou movimento pode aumentar o nível de aptidão física enquanto diminui o estresse. O importante é escolher uma atividade de que você goste.

A persistência é fundamental. Estabeleça metas SMART (específicas, mensuráveis, atingíveis, relevantes e temporizadas) e procure um amigo com quem se exercitar. Saber que alguém está esperando por você pode ser um incentivo poderoso.

Lembre-se: o exercício não deve ser encarado como apenas mais uma tarefa em sua lista. Encontre uma atividade de que você goste e faça dela parte da sua rotina regular. Qualquer forma de atividade física pode ajudá-lo a relaxar e se tornar uma parte importante da sua abordagem para aliviar o estresse[12].

Adote técnicas de relaxamento e mindfulness

As práticas a seguir são exemplos poderosos de como o cuidado com a mente pode ter impacto significativo no gerenciamento do estresse. Cada uma delas pode ser adaptada às necessidades individuais e incorporada à rotina de cada pessoa.

- → **Meditação.** É uma prática antiga que envolve técnicas de foco e concentração para alcançar um estado de relaxamento profundo e tranquilidade. Existem várias formas de meditação, como meditação de atenção plena (mindfulness), meditação transcendental, meditação com mantra, entre outras. A meditação tem sido amplamente estudada, e os resultados mostram uma redução significativa nos níveis de estresse. Por exemplo, um estudo publicado em 2016 na revista *Psychoneuroendocrinology* mostrou que a prática regular de meditação pode reduzir a resposta inflamatória do corpo ao estresse[13].

→ **Atenção plena (mindfulness).** É uma prática que envolve focar a atenção no momento presente, aceitando-o sem julgamento. Embora seja um componente-chave em muitas formas de meditação, também pode ser praticada em outras atividades do dia a dia, como comer, caminhar ou respirar. Pesquisas mostram que a atenção plena pode reduzir o estresse e a ansiedade, além de melhorar o bem-estar emocional e a qualidade de vida. Uma meta-análise de 2013 publicada no *Clinical Psychology Review* sugeriu que a atenção plena é um método eficaz para reduzir os sintomas de ansiedade e depressão[14].

→ **Ioga.** É uma prática que combina posturas físicas, exercícios de respiração, meditação e estilo de vida ético. Sua prática regular pode ajudar a reduzir o estresse e a ansiedade, além de melhorar a força, a flexibilidade, o equilíbrio e a saúde geral. Um estudo de 2012 publicado no *Evidence-based Complementary and Alternative Medicine* descobriu que a prática regular de ioga estava associada a melhor saúde mental e física[15].

Desenvolva uma dieta equilibrada e saudável

A nutrição ancestral é uma abordagem de alimentação que enfatiza a ingestão de alimentos que estavam disponíveis e eram consumidos por nossos ancestrais distantes, como frutas, vegetais, nozes, sementes, carnes variadas e ovos. Essa forma de dieta contrasta com a dieta moderna, que com frequência inclui alimentos altamente processados, açúcares refinados e gorduras não saudáveis, conforme já abordado nestas páginas.

Estudos sugerem que a nutrição ancestral pode ter vários benefícios para a saúde, incluindo a redução do estresse. Os alimentos consumidos nessa dieta são ricos em nutrientes necessários para a produção de neurotransmissores como a serotonina e a dopamina, fundamentais para regular o humor e combater o estresse.

A seguir, alguns aspectos da nutrição ancestral que podem ajudar a combater o estresse:

→ **Alimentos ricos em ômega-3.** Os ácidos graxos ômega-3, encontrados em alimentos como peixes, nozes e sementes de linhaça, são conhecidos por suas propriedades anti-inflamatórias e podem ajudar a reduzir os sintomas de estresse. Um estudo de 2011 publicado na revista *Brain, Behavior, and Immunity* encontrou ligação entre o consumo desse nutriente e a redução dos níveis de ansiedade[16].

→ **Alimentos ricos em magnésio.** O magnésio, encontrado em alimentos como folhas verde-escuras, nozes e sementes, ajuda no funcionamento do sistema nervoso e pode reduzir o estresse. Um estudo de 2017 publicado na revista *Nutrients* descobriu que a suplementação de magnésio pode ser eficaz para reduzir o estresse em indivíduos com deficiência desse elemento[17].

→ **Alimentos ricos em vitaminas do complexo B.** As vitaminas do complexo B, encontradas em alimentos como carnes, ovos, sementes e grãos inteiros, são essenciais para a função cerebral saudável e podem ajudar a reduzir o estresse. Uma revisão de 2016 publicada na revista *Nutrients* sugeriu que a ingestão adequada dessas vitaminas pode contribuir para a resistência ao estresse[18].

É importante notar que a nutrição ancestral não é uma cura milagrosa para o estresse e deve ser parte de uma abordagem abrangente para o gerenciamento do estresse, que pode incluir exercícios, técnicas de relaxamento e cuidados médicos, se necessário.

Busque apoio social

A importância do apoio social no alívio do estresse é bem estudada na pesquisa científica. Ter uma rede de apoio social confiável pode atuar como um amortecedor contra as dificuldades da vida e ajuda a promover melhor saúde mental e bem-estar.

Aqui estão alguns aspectos do apoio social que têm sido conectados à gestão do estresse:

- → **Compartilhamento de experiências.** Compartilhar experiências e sentimentos com amigos, familiares ou um conselheiro pode fornecer uma válvula de escape para o estresse. Um estudo publicado em 2005 na *Annual Review of Clinical Psychology* descobriu que indivíduos que compartilhavam experiências estressantes com seus pares experimentavam menos sintomas de estresse do que aqueles que não compartilhavam[19].
- → **Suporte emocional.** O apoio emocional, como palavras encorajadoras ou gestos de afeto, pode ajudar a aliviar sentimentos de estresse. Uma pesquisa de 2008 publicada na revista *Current Opinion in Psychiatry* descobriu que o apoio

emocional percebido foi associado a níveis mais baixos de estresse e ansiedade[20].

→ **Interações positivas.** Rir e se divertir com os amigos e a família pode promover sentimentos de felicidade e bem-estar, que podem ajudar a combater o estresse. Um estudo de 2015 publicado na revista *The Gerontologist* descobriu que interações sociais positivas estavam associadas a menor estresse e depressão em adultos mais velhos[21].

A busca por apoio social não deve substituir as intervenções profissionais de saúde mental, quando necessárias, mas pode ser uma ferramenta poderosa para ajudar a gerenciar o estresse no dia a dia.

Estabeleça limites

O estabelecimento de limites pessoais e profissionais é uma habilidade crítica para a saúde mental e física, e isso inclui a eficaz gestão do tempo. Vejamos esse tema de modo detalhado.

Importância do estabelecimento de limites e gerenciamento do tempo

O estabelecimento de limites permite-nos comunicar de modo objetivo as nossas necessidades e expectativas, evitando sobrecargas que possam levar ao esgotamento e ao estresse crônico. Um artigo de 2020 na revista *International Journal of Environmental Research and Public Health* mostra que as pessoas que têm dificuldade de estabelecer limites no trabalho tendem a experimentar mais conflito entre a vida profissional e a pessoal, o que pode levar a um maior nível de estresse e esgotamento[22]. Começa-se por entender e reconhecer as próprias necessidades e limites pessoais. Isso implica saber quando e como dizer "não", e sentir-se confortável ao fazê-lo. Também requer uma comunicação objetiva e assertiva das nossas necessidades para os outros.

Quanto ao gerenciamento do tempo, envolve a organização das tarefas por prioridade e a alocação adequada de tempo para cada uma delas. Isso pode incluir o uso de ferramentas e técnicas de gerenciamento do tempo, como listas de tarefas, calendários ou métodos como a técnica Pomodoro.

* * *

O estresse faz parte da vida humana, e nosso entendimento de suas formas e efeitos tem evoluído ao longo do tempo. No mundo moderno, o estresse crônico se tornou uma questão de saúde pública, sendo associado a uma variedade de doenças físicas e mentais.

No entanto, com a adoção de estratégias eficazes de gerenciamento de estresse, é possível mitigar seus impactos prejudiciais e promover um estilo de vida mais saudável e equilibrado. Isso inclui a prática regular de exercícios físicos, técnicas de relaxamento e *mindfulness*, dieta equilibrada, apoio social, sono de qualidade e capacidade de estabelecer limites. Aprender a gerenciar efetivamente o estresse não apenas melhora a qualidade de vida de uma pessoa como também pode prolongar sua longevidade. Quando o estresse é mal administrado ou ignorado, ele pode levar a complicações de saúde como doenças cardíacas, pressão alta, diabetes, obesidade, sistema imunológico enfraquecido e problemas de saúde mental, como depressão e ansiedade.

O ambiente atual, com a constante conectividade digital, expectativas de trabalho elevadas e a pressão da sociedade para atender a certos padrões, muitas vezes amplifica a sensação de estresse nas pessoas. Por isso, nunca foi tão importante aprender e praticar técnicas de gerenciamento de estresse.

A educação sobre o estresse e suas consequências é o primeiro passo. Reconhecer os sinais de estresse e aceitar que precisamos de ajuda é crucial. Além das estratégias mencionadas, buscar terapia ou aconselhamento pode ser extremamente benéfico para algumas pessoas.

Outras atividades, como passar tempo na natureza, meditar, praticar hobbies e se desconectar das redes sociais periodicamente, também têm mostrado ser eficazes na redução dos níveis de estresse.

Por fim, é essencial lembrar que o estresse é uma reação natural do corpo e, em algumas situações, pode até ser benéfico, nos preparando para enfrentar desafios. O problema surge quando ele é contínuo e não gerenciado. Por isso, devemos sempre buscar equilíbrio, ouvindo nosso corpo e mente e tomando medidas proativas para garantir o bem-estar físico, mental e emocional.

PARA NÃO ESQUECER:

1 **Evolução do estresse:** compreender a evolução do estresse, de resposta para as ameaças físicas a um estado crônico na sociedade moderna, é essencial a fim de lidar com seus efeitos e tomar medidas preventivas.

2 **Estresse nas antigas sociedades:** o estresse estava relacionado a ameaças palpáveis e desencadeava respostas úteis para a sobrevivência, demonstrando como esse mecanismo pode ter funções adaptativas.

3 **Estresse na era moderna:** no mundo moderno, o estresse crônico relacionado a pressões psicológicas tem implicações significativas para a saúde física e mental, exigindo estratégias de gerenciamento eficazes.

4 **Burnout como extremo:** o burnout é uma consequência extrema do estresse crônico, levando à exaustão e afetando negativamente a saúde. É importante reconhecer os sinais de burnout e buscar ajuda quando necessário.

5 **Gerenciamento do estresse:** estratégias eficazes de gerenciamento do estresse, como exercícios, técnicas de relaxamento, nutrição adequada e apoio social, são fundamentais para uma vida saudável e equilibrada. O autocuidado é essencial.

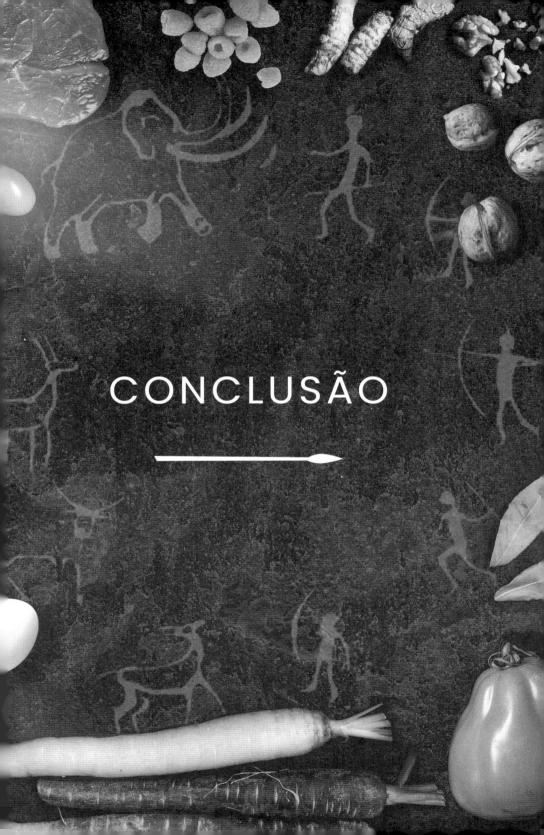

CONCLUSÃO

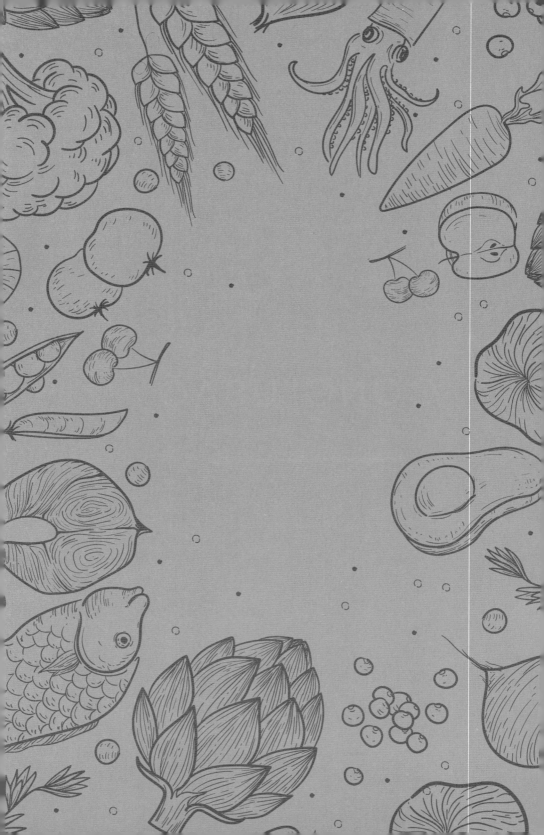

CAPÍTULO 23

AS CINCO CASAS

Ao longo destas páginas, discutimos em profundidade o conceito de descompasso evolutivo – a ideia de que nós, seres humanos, nos encontramos em um período de intensa discordância com o ambiente que nos rodeia. Para resumir, por milhões de anos, fomos moldados pela Terra e pelos desafios e oportunidades que ela apresentava. Como caçadores-coletores, nossa biologia se desenvolveu em consonância com um estilo de vida ativo e em estreita conexão com a natureza, moldado por um ritmo diário natural e uma dieta derivada principalmente da caça e da coleta.

Entretanto, a Revolução Agrícola (que ocorreu há cerca de dez mil anos – um piscar de olhos na escala evolutiva) sinalizou uma mudança profunda na forma como vivemos e nos relacionamos com o mundo. E as rápidas mudanças que presenciamos nos últimos cem anos, à medida que moldamos o planeta à nossa imagem, representaram um desvio ainda mais acentuado do nosso ciclo original.

Esse descompasso evolutivo levou a uma situação em que nosso corpo se encontra desconectado de um ambiente que já não reconhece. Como resultado, estamos agora sofrendo as consequências de viver em um mundo que não foi projetado para nós, expostos a uma miríade de agressões ambientais que até então não existiam, tais como pesticidas, herbicidas, xenoestrógenos e demais poluentes.

A evidência dessa desarmonia é palpável na epidemia de doenças crônicas que assola a população mundial. Obesidade, diabetes, doenças cardíacas, câncer, doenças autoimunes e muitas outras têm aumentado em proporções alarmantes. Tais condições, antes raras, tornaram-se agora a norma, e é difícil encontrar uma pessoa que não tenha sido tocada de alguma forma por esses males.

As razões para o aumento notado são complexas, mas podemos identificar a desconexão de nosso ciclo original como um fator-chave. A dieta humana mudou de alimentos inteiros e nutritivos para um consumo predominante de alimentos processados, ricos em açúcares e pobres em nutrientes. O estilo de vida ativo que uma vez tivemos foi substituído por um estilo de vida sedentário, marcado pelo conforto de tecnologias modernas. E, mais do que nunca, estamos expostos a um coquetel de substâncias químicas sintéticas que nosso corpo não está equipado para processar.

No entanto, nem tudo está perdido. Ao longo deste livro, discutimos o conceito do ciclo original e como devemos buscá-lo na realidade atual. Reverter o curso de nossa saúde coletiva requer um retorno ao ciclo original, que é uma maneira de viver mais alinhada com a de nossos ancestrais primitivos. Isso não significa que precisamos abandonar todas as conveniências e avanços da vida moderna, mas, sim, que devemos estar conscientes de como as mudanças em nosso estilo de vida têm impacto na saúde humana. Precisamos procurar maneiras de reintegrar as práticas saudáveis de nossos ancestrais à vida moderna.

É preciso explorar as possibilidades e potencialidades desse retorno ao ciclo original. Trata-se de um caminho que requer a responsabilidade de cada um de nós para limitar a exposição a agressores modernos e criar um ambiente no qual nosso corpo possa encontrar o equilíbrio que deseja e de que precisa. É um caminho de volta, um retorno ao ciclo original da ancestralidade.

Para resolver esse desequilíbrio, precisamos recorrer ao conceito das nossas "cinco casas" e como cuidamos delas. Elas representam os domínios principais da vida humana: nosso planeta, nosso corpo, nossa residência, nossa alma e nosso espírito. Ao cuidar delas, podemos iniciar o processo de realinhamento com o ciclo original, o ambiente ao qual nosso corpo está adaptado e onde ele pode prosperar.

→ **Nosso planeta.** Vivemos em uma época de crise ambiental sem precedentes, da perda de biodiversidade ao aquecimento global. Agora, mais do que nunca, temos que nos comprometer com a proteção do planeta, reduzindo nosso impacto ambiental e apoiando práticas e políticas sustentáveis. Seja por meio de escolhas alimentares conscientes, pelo uso responsável de recursos ou pela adoção de tecnologias mais limpas, cada ação conta. Parte desse cuidado implica a redução da exposição a agentes agressores, como pesticidas, herbicidas, xenoestrógenos, energia eletromagnética e outros poluentes.

→ **Nosso corpo.** Na era contemporânea, a alimentação e a atividade física se desviaram radicalmente de nossos padrões ancestrais. Precisamos nos esforçar para manter o corpo em equilíbrio. Isso inclui uma dieta nutritiva e balanceada, suplementação quando necessário, atividade física regular e descanso adequado. Evitar a exposição a toxinas e poluentes também é crucial para a saúde física.

→ **Nossa residência e família.** O lar é onde se encontra o coração, e isso nunca foi tão verdadeiro. Nossa casa deve ser santuário de paz e tranquilidade, lugar onde podemos descansar e recarregar. Da mesma forma, os laços que temos com família e comunidade são vitais para nosso bem-estar, proporcionando suporte emocional e senso de pertencimento.

→ **Nossa alma**. Em um mundo cada vez mais acelerado, muitas vezes ignoramos a necessidade de cuidar da saúde mental e emocional. No entanto, nutrir a alma é fundamental para manter o equilíbrio. Isso pode incluir meditação, ioga, terapia ou simplesmente passar tempo com atividades que amamos e que nos proporcionam alegria e satisfação.

→ **Nosso espírito**. A busca por um propósito na vida, a conexão com algo maior do que nós mesmos, pode proporcionar uma profunda sensação de realização e contentamento. Isso pode ser alcançado com o auxílio de práticas espirituais, aprendizado contínuo, serviço à comunidade ou expressão criativa.

O ciclo original é a harmonia entre essas cinco casas, o equilíbrio delicado que torna possível a prosperidade em todas as áreas da vida. Embora não possamos voltar no tempo, podemos aprender com o passado e aplicar essas lições ao presente. Ao nos reconectar com os ritmos naturais da vida e fazer escolhas conscientes para preservar e nutrir nossas cinco casas, podemos retomar o ciclo original e trazer equilíbrio à vida.

Embora o desafio seja grande, é possível voltar a esse estado de equilíbrio. Ao cuidar de nossas casas e viver de maneira mais alinhada com nosso passado evolutivo, podemos criar um futuro mais saudável e harmonioso. Não se trata de uma viagem rápida ou fácil, mas é uma jornada que vale a pena ser percorrida. Ao final, encontraremos um equilíbrio duradouro, que só pode ser resultado de viver em harmonia com o nosso passado evolutivo e o presente. Assim, seremos capazes de começar a fechar a lacuna do descompasso evolutivo e nos tornar, mais uma vez, habitantes do planeta que chamamos de lar.

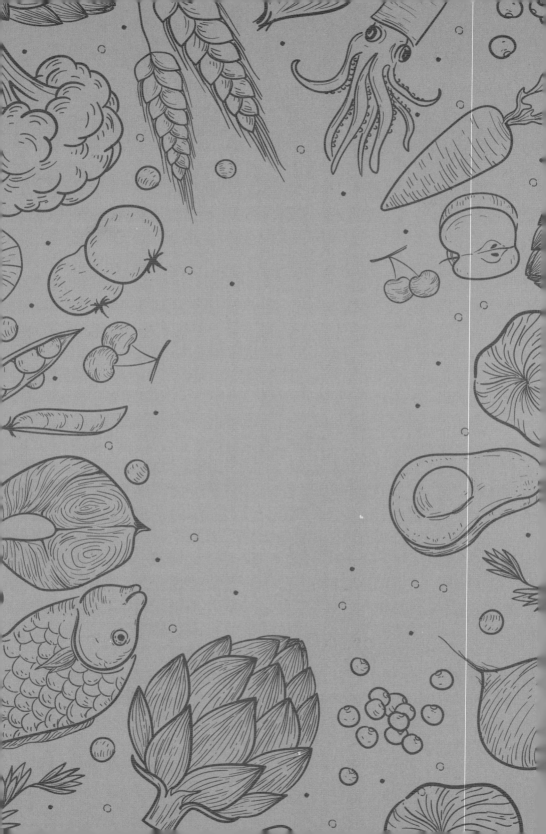

CAPÍTULO 24

PLANO DE AÇÃO: A VIAGEM MODERNA AO CICLO ORIGINAL – SUA JORNADA PARA UMA VIDA PLENA E VIBRANTE

Chegamos, então, ao emocionante capítulo final da nossa aventura pelo universo de *O ciclo original*. Neste ponto da jornada, reunimos todo o conhecimento necessário sobre o distanciamento do nosso habitat primordial e as consequências catastróficas que isso trouxe para a nossa saúde. Agora, é chegada a hora de traçar um caminho de volta para o equilíbrio e a harmonia com o nosso organismo. Mas como superar os obstáculos de um mundo moderno, que nos seduz com suas facilidades e comodidades, nos afastando cada vez mais da essência da nossa existência?

A resposta está neste capítulo, no qual desenhamos um plano de ação detalhado, dividido em seis frentes distintas, cada uma com um conjunto de estratégias e ações pensadas para nos reconectar com o ciclo original em pleno século 21. Ao adotarmos essas práticas em nosso dia a dia, estaremos honrando nossas raízes ancestrais e, ao mesmo tempo, pavimentando o caminho para um futuro mais saudável e promissor, tanto para nós quanto para as próximas gerações.

Imagine-se vivendo em perfeita sintonia com os ritmos da natureza, despertando revigorado a cada manhã, alimentando seu corpo com os nutrientes de que ele precisa, e encontrando paz e equilíbrio em meio ao caos do dia a dia. É exatamente isso que o ciclo original se propõe a ajudá-lo a alcançar.

Prepare-se para embarcar em uma jornada transformadora, enquanto exploramos cada um dos seis alicerces do ciclo original: sono, alimentação, atividade física, redução de toxinas, suplementação individualizada e controle do estresse. Cada alicerce representa um passo crucial em direção a uma vida mais saudável, vibrante e equilibrada.

Juntos, temos o poder de reescrever nossa própria história, celebrando a saúde, a vitalidade e a alegria de viver. Abra seu coração e embarque conosco nesta jornada transformadora, rumo a uma vida plena e vibrante!

Alimentação – a base de sua saúde

A alimentação é o alicerce fundamental para a construção de uma vida plena e equilibrada. Neste capítulo, exploramos a pirâmide alimentar ancestral, seguida por nossos antepassados caçadores--coletores, que se baseava em uma rica variedade de alimentos de origem animal e representava um verdadeiro oásis nutricional. Essa abordagem ancestral nos serve como um lembrete valioso de que a natureza nos oferece todos os recursos necessários para alcançarmos e mantermos uma saúde vibrante.

Princípios-chave para a jornada no pilar da alimentação:

→ **Alimentos de origem animal:** nossos ancestrais obtinham proteína, vitaminas e minerais essenciais de fontes animais, como carnes variadas, ovos, vísceras, peixes e aves. Esses alimentos são fundamentais para a construção muscular, manutenção do sistema imunológico e promoção da saúde em geral.

→ **Vegetais e frutas sazonais:** a dieta era enriquecida com uma ampla variedade de vegetais, frutas sazonais, legumes, raízes, cogumelos e plantas silvestres, que fornecem fibras, vitaminas, minerais e antioxidantes essenciais para proteger o corpo contra danos.

→ **Nozes, castanhas e gorduras naturais:** fontes de gorduras saudáveis, como nozes, castanhas e azeite de oliva, são essenciais para a saúde do coração e o funcionamento cerebral, além de fornecerem ácidos graxos essenciais.

→ **Evitar alimentos ultraprocessados:** é crucial evitar alimentos ultraprocessados e industrializados, que são repletos de aditivos, amidos e açúcares refinados, e que contribuem significativamente para problemas de saúde como obesidade, diabetes e doenças cardíacas.

→ **Cozinhar em casa:** desenvolva o hábito de preparar suas próprias refeições em casa, garantindo assim o controle total dos ingredientes utilizados e assegurando uma dieta rica em nutrientes e livre de substâncias nocivas.

- → **Explorar novas receitas:** explore o mundo da gastronomia e experimente novas receitas e sabores, sempre optando por ingredientes frescos e naturais. Ao diversificar sua dieta, você irá colher os benefícios de uma ampla gama de nutrientes essenciais.
- → **Gratidão à natureza:** desenvolva um profundo senso de gratidão por cada refeição, reconhecendo o valor nutricional e o papel que os alimentos desempenham em sua saúde. Lembre-se de que sua alimentação é um presente da natureza.

A nutrição é uma ciência em constante evolução, e é importante estar atualizado sobre pesquisas e descobertas recentes. Portanto, adote uma abordagem equilibrada, consciente e individualizada para sua alimentação, preparando-se para o restante da sua jornada de transformação no ciclo original.

Este pilar é o ponto de partida para uma vida mais saudável e é a base sólida que suportará os outros pilares do ciclo original. Lembre-se de que cada escolha alimentar que você faz é um passo em direção ao seu bem-estar e à sua longevidade. Honre seu corpo e sua saúde com escolhas alimentares inteligentes.

Atividade física – o passaporte para a longevidade

No segundo pilar do plano de ação para se aproximar do ciclo original, revelamos o segredo da longevidade: a atividade física. O movimento é, de fato, a pedra angular de uma vida saudável e longa.

Nosso corpo foi desenvolvido para se mover, caçar, pescar e explorar o mundo ao nosso redor. Em um mundo moderno, muitas vezes dominado por longas horas de trabalho sedentário, a importância da atividade física é frequentemente subestimada. No entanto, não podemos ignorar o fato de que nossos corpos foram feitos para se mover, desafiar seus limites e encontrar o equilíbrio perfeito entre força e resistência.

Benefícios da atividade física

Ao se engajar em atividades como caminhada, corrida, natação ou musculação, você está presenteando seu corpo com inúmeros benefícios. A saúde cardiovascular melhora, fortalecendo o coração e os vasos sanguíneos e reduzindo o risco de doenças cardíacas e derrames.

Além disso, seus músculos se tornam como "farmácias ambulantes". Cada contração muscular libera uma variedade de substâncias químicas benéficas que atuam como verdadeiros remédios para uma série de males físicos e emocionais. É como se você estivesse produzindo seu próprio elixir de saúde, disponível ao alcance de suas mãos e pernas.

Músculos fortes e resistentes não são apenas esteticamente agradáveis, mas também a base da funcionalidade e vitalidade. Eles proporcionam estabilidade, proteção para as articulações, apoio à postura e um aumento na capacidade de realizar atividades diárias com facilidade e graça.

A atividade física também beneficia a mente. A produção de endorfinas durante o exercício proporciona uma sensação de bem-estar e euforia, ajudando a reduzir o estresse, a ansiedade e a depressão.

Portanto, mova-se. Não como uma obrigação, mas como uma celebração da vida e da vitalidade. Fortaleça seu corpo, sinta a energia fluir através de cada músculo, respire profundamente o ar fresco e permita-se experimentar a sensação única de estar vivo.

Este pilar não é sobre se tornar um atleta de elite, mas sobre abraçar a alegria do movimento e integrá-lo naturalmente à sua vida. Lembre-se, seu corpo anseia por isso, e a longevidade é apenas um dos muitos presentes que a atividade física tem a oferecer. Portanto, coloque seu corpo em movimento e desfrute da jornada para uma vida mais saudável e vibrante.

Sono reparador – o elixir da vida

Na terceira ação estratégica em busca do ciclo original, mergulharemos nos profundos e frequentemente subestimados poderes do sono reparador. Semelhante à alimentação e à atividade física, o sono desempenha um papel fundamental em nossa saúde e longevidade. Para compreender sua importância, é preciso olhar para o ambiente ancestral em que nossos corpos evoluíram.

Durante cerca de três milhões de anos, nossos antepassados caçadores-coletores viviam em sintonia com os ritmos naturais do dia e da noite. Quando o sol se punha, a exposição à luz diminuía e eles mergulhavam na escuridão, permitindo que seus corpos se ajustassem a um ritmo natural de sono e vigília, otimizando o descanso noturno.

Os benefícios de uma noite de sono profundo

O sono não é apenas um período de descanso passivo; é um momento de intensa atividade biológica. Durante o sono, nosso corpo realiza uma série de funções vitais, incluindo a produção de hormônios essenciais, como o do crescimento e o da tireoide.

O sistema imunológico também se fortalece com um sono adequado, melhorando nossas defesas naturais contra infecções e doenças. O sono é fundamental para regular o metabolismo e o peso corporal; a privação do sono pode desequilibrar os hormônios que controlam o apetite, frequentemente levando a escolhas alimentares menos saudáveis e ao ganho de peso.

Estratégias para um sono de qualidade

Para aproveitar este elixir da vida, é essencial adotar hábitos saudáveis de sono. Aqui estão algumas estratégias:

- → **Rotina de sono:** mantenha uma rotina de sono regular, indo para a cama e acordando aproximadamente no mesmo horário todos os dias, inclusive nos finais de semana.
- → **Ambiente propício:** Crie um ambiente de sono ideal, que seja escuro, silencioso e confortável. Evite exposição a telas eletrônicas antes de dormir, pois a luz azul pode interferir nos ritmos naturais do corpo.
- → **Evite estimulantes:** reduza o consumo de estimulantes, como cafeína e nicotina, especialmente à tarde e à noite.
- → **Atividade física:** mantenha-se ativo, mas evite exercícios intensos perto da hora de dormir.
- → **Alimentação:** evite refeições pesadas e álcool antes de dormir. Consumir uma pequena porção de alimentos ricos em triptofano, como um copo de leite morno, pode ser benéfico.
- → **Relaxamento:** pratique técnicas de relaxamento, como meditação ou respiração profunda, para acalmar a mente antes de dormir.

→ **Gerenciamento de estresse:** busque maneiras de gerenciar o estresse, que pode ser um obstáculo para uma boa noite de sono. Mindfulness e contato com a natureza são estratégias eficazes.

O efeito cumulativo do sono de qualidade

Lembre-se de que o sono de qualidade não é um luxo, mas uma necessidade vital para a sua saúde e longevidade. Implementando essas estratégias e respeitando os ritmos naturais do corpo, você estará investindo em um futuro mais saudável e rejuvenescedor.

O sono reparador é, de fato, o elixir da vida, restaurando, rejuvenescendo e fortalecendo o corpo a cada noite. Honre essa parte vital do ciclo original e você colherá os benefícios todos os dias. A jornada para uma vida saudável e vibrante continua, agora com um profundo respeito pelo poder do descanso noturno.

Controle de danos – Preservando a harmonia com o ciclo original

O controle de danos é um dos passos mais desafiadores, porém cruciais, para se aproximar do ciclo original. Ele exige a implementação de estratégias essenciais para preservar a harmonia com o ambiente em que nossos corpos evoluíram ao longo de milhões de anos. Esse processo é uma resposta fundamental às mudanças abruptas ocorridas em nosso planeta e estilo de vida nas últimas décadas.

Nosso ciclo original, em que viviam nossos antepassados, estava livre de muitas das substâncias e comportamentos nocivos que hoje fazem parte do nosso cotidiano. Eles não estavam expostos a poluentes atmosféricos, pesticidas, herbicidas, metais pesados, microplásticos, xenoestrógenos, radiação eletromagnética excessiva ou a luz azul das telas.

Reduzindo a exposição a ameaças modernas

Vivemos em um mundo onde essas ameaças estão presentes em nossa água, alimentos, ar e produtos do dia a dia. Elas contribuem para o estresse oxidativo em nossos corpos, desencadeando inflamação crônica, envelhecimento precoce e uma série de doenças.

Para mitigar esses riscos, é fundamental adotar estratégias de redução da exposição. Aqui estão algumas maneiras de fazer isso:

- → **Evite o tabagismo e o consumo excessivo de álcool:** o fumo e o álcool são exemplos de substâncias que aumentam o estresse oxidativo e prejudicam a saúde. Evite ou limite seu consumo para preservar sua vitalidade.
- → **Escolha alimentos orgânicos:** prefira alimentos orgânicos sempre que possível para minimizar a exposição a pesticidas e herbicidas. Lave bem os alimentos não orgânicos.
- → **Consuma água de qualidade:** use um filtro de água confiável para diminuir a exposição a contaminantes na água potável. Filtros de barro são baratos e eficientes.
- → **Minimize o uso de produtos químicos domésticos:** evite produtos de limpeza e de higiene pessoal que contenham substâncias prejudiciais, como parabenos e derivados do petróleo.
- → **Escolha maquiagens naturais:** opte por produtos naturais e orgânicos em sua rotina de cuidados pessoais, como maquiagem e produtos de higiene.

→ **Preste atenção à poluição do ar:** evite áreas com alta poluição do ar sempre que possível. Use máscaras de proteção se necessário.

→ **Reduza o uso de plástico:** diminua o uso de plásticos descartáveis e produtos embalados em plástico, que podem liberar microplásticos prejudiciais em alimentos e água.

→ **Evite exposição excessiva a telas e energia eletromagnética:** o tempo gasto em frente às telas e tome precauções para minimizar a exposição à radiação eletromagnética.

→ **Cuidado com metais pesados:** evite cápsulas de café e panelas de alumínio e teflon que podem liberar metais pesados em seus alimentos e bebidas.

O controle de danos não é somente uma precaução; é um ato de amor-próprio e comprometimento com sua saúde e longevidade. Cada passo dado para reduzir a exposição a substâncias e comportamentos prejudiciais é um investimento em seu bem-estar.

Preservar a harmonia com o ciclo original e minimizar os fatores que nos afastam desse equilíbrio constrói uma base sólida para uma vida saudável e vibrante. Lembre-se, a saúde é uma jornada contínua, e cada escolha que fazemos é um passo em direção ao nosso melhor eu.

Suplementação individualizada – Nutrindo suas células

A suplementação individualizada é um pilar essencial na construção de uma estratégia abrangente para alcançar seu máximo potencial de longevidade. Compreendemos que, em tempos passados, nossos antepassados caçadores-coletores adquiriam a vasta maioria dos nutrientes necessários por meio da sua alimentação. Contudo, com as mudanças modernas em nossa dieta e estilo de vida, somos confrontados com novas necessidades e desafios nutricionais que podem resultar em deficiências.

A epidemia de deficiência de nutrientes

Atualmente, enfrentamos uma série de desafios que podem levar a deficiências nutricionais, incluindo escolhas alimentares inadequadas, processamento excessivo dos alimentos, entre outros. A deficiência de nutrientes como vitamina D, que é comum em áreas com menos exposição solar, e magnésio, cada vez mais reconhecido como um problema generalizado, pode resultar em diversos problemas de saúde.

A necessidade de suplementação diante do estilo de vida moderno

Diante do nosso atual estilo de vida, a suplementação se torna essencial. Devido ao esgotamento do solo e ao processamento de alimentos, mesmo aqueles que seguem uma dieta balanceada podem não estar recebendo todos os nutrientes de que necessitam. Além disso, o controle de danos descrito anteriormente mostra que estamos constantemente sendo bombardeados por substâncias e comportamentos nocivos. Nossos corpos precisam de suporte adicional para combater essas agressões externas e manter a saúde ótima.

Outro aspecto importante é o fato de que, ao contrário dos nossos antepassados, não consumimos mais animais "do rabo ao focinho". Isso significa que estamos perdendo muitos nutrientes essenciais que eram obtidos por meio do consumo de órgãos e outras partes dos animais que são ricas em vitaminas e minerais.

Micronutrientes essenciais para a saúde

A suplementação individualizada busca preencher essas lacunas nutricionais e otimizar a saúde. Alguns dos suplementos mais importantes incluem:

- → **Vitamina D:** a vitamina D é crucial para a saúde dos ossos, uma vez que ajuda o corpo a absorver o cálcio. É também fundamental para o funcionamento adequado do sistema imunológico e tem sido associada à prevenção de várias doenças, incluindo certos tipos de câncer, doenças cardiovasculares e diabetes tipo 2. A deficiência de vitamina D pode resultar em fadiga, dores musculares e até mesmo depressão. Dado que a principal fonte de vitamina D é a exposição solar, suplementar pode ser especialmente importante para pessoas que vivem em regiões com menos luz solar.
- → **Magnésio:** o magnésio é um mineral essencial que desempenha um papel crucial em mais de trezentas reações bioquímicas no corpo. É importante para a função muscular, a saúde cardiovascular, a regulação dos níveis de açúcar no sangue e o funcionamento adequado do sistema nervoso. A deficiência de magnésio pode resultar em cãibras musculares, fadiga, arritmias cardíacas e até mesmo ansiedade. Muitas pessoas não obtêm magnésio suficiente em suas dietas, especialmente se consumirem alimentos processados, o que torna a suplementação uma opção a considerar.

→ **Creatina:** a creatina é um composto orgânico que é naturalmente encontrado em pequenas quantidades em certos alimentos e também produzido pelo corpo. Ela é armazenada nos músculos e usada como fonte de energia durante exercícios de alta intensidade e curta duração. A suplementação com creatina tem sido mostrada para melhorar a força muscular, a capacidade de exercício e a função cerebral. Além disso, há evidências de que ela pode ajudar a proteger contra doenças neurodegenerativas, como Alzheimer e Parkinson.

→ **Ômega-3:** os ácidos graxos ômega-3 são um tipo de gordura saudável essencial para a saúde cardiovascular e o controle da inflamação. Eles também desempenham um papel importante no desenvolvimento e funcionamento do cérebro. A proporção adequada de ômega-6 para ômega-3 é crucial, uma vez que o excesso de ômega-6 pode promover a inflamação. Muitas pessoas consomem uma quantidade excessiva de ômega-6 em relação ao ômega-3, o que torna a suplementação com ômega-3 uma opção a considerar.

→ **Antioxidantes:** os antioxidantes são compostos que ajudam a combater o estresse oxidativo, um processo que pode danificar as células e contribuir para o envelhecimento e várias doenças. A curcumina, um composto encontrado na cúrcuma, é um potente antioxidante com propriedades anti-inflamatórias. A astaxantina é outro antioxidante poderoso que tem sido associado a benefícios para a saúde da pele e dos olhos. A coenzima Q10 é um antioxidante que é naturalmente produzido pelo corpo e é importante para a produção de energia nas células. A suplementação com antioxidantes pode ajudar a proteger o corpo contra o estresse oxidativo e apoiar a saúde em geral.

A individualização da suplementação

Cada pessoa é única, e suas necessidades nutricionais também são. Portanto, a suplementação deve ser adaptada às necessidades individuais, levando em consideração fatores como idade, sexo, dieta e estado de saúde.

É importante ressaltar que a suplementação não deve substituir uma dieta saudável, mas sim complementá-la. Ela é um meio de assegurar que seu corpo tenha acesso a todos os nutrientes essenciais para funcionar de forma ideal.

Um passo em direção à sua melhor versão

O pilar da suplementação individualizada é mais um passo em sua jornada em direção à longevidade e saúde vibrante. Ao preencher as lacunas nutricionais e nutrir seu corpo de acordo com suas necessidades individuais, você está investindo na sua vitalidade a longo prazo.

Lembre-se de que a saúde é um caminho contínuo, e cada escolha que você faz para nutrir seu corpo é um passo em direção a uma vida mais saudável e duradoura. A suplementação individualizada é uma ferramenta valiosa em seu arsenal para alcançar uma vida plena e cheia de energia.

Controle do estresse – alcançando a serenidade

No sexto e último pilar do ciclo original, focamos o controle do estresse como um aspecto essencial para a promoção da saúde e conquista da longevidade. Esse pilar é uma resposta ao nosso mundo moderno, que, apesar dos avanços tecnológicos e do aumento das comodidades, está cheio de estressores que podem comprometer nossa saúde física e mental.

O descompasso evolutivo

Nossos ancestrais viveram em um ambiente que estava em sintonia com os ritmos naturais da Terra por milhões de anos. Eles enfrentaram desafios, claro, mas estavam mais alinhados com o mundo natural. Hoje, vivemos em um mundo que mudou drasticamente em um período relativamente curto. A urbanização, a tecnologia e as pressões do trabalho moderno são apenas alguns dos fatores que criaram um descompasso entre nossos genes e nosso ambiente, levando a um estado de estresse crônico.

O impacto do estresse

O estresse crônico tem uma variedade de efeitos negativos em nossa saúde. Ele pode desencadear processos inflamatórios, suprimir o sistema imunológico, aumentar a pressão arterial e contribuir para uma série de doenças crônicas, como doenças cardiovasculares, diabetes e distúrbios mentais, incluindo ansiedade e depressão.

Estratégias para o controle do estresse

→ **Mindfulness:** a prática da atenção plena, ou mindfulness, envolve estar completamente presente e engajado com o momento atual, sem julgamento. Isso pode ajudar a reduzir o estresse, melhorar o foco e promover uma sensação de calma e bem-estar.

→ **Ioga:** a ioga é uma prática que combina posturas físicas, técnicas de respiração e meditação. Ela pode ajudar a reduzir o estresse, melhorar a flexibilidade e aumentar a força física e mental.

→ **Grounding:** a prática de grounding, ou aterramento, envolve caminhar descalço na natureza, fazendo contato direto com a terra. Isso pode ajudar a equilibrar o sistema nervoso e promover uma sensação de calma e equilíbrio.

→ **Relaxamento:** aprender técnicas de relaxamento, como a respiração profunda, a meditação e o tai chi, pode ajudar a acalmar a mente e reduzir o estresse.

→ **Contato com a natureza:** passar tempo ao ar livre e em ambientes naturais pode ter um efeito terapêutico e restaurador. A exposição à luz natural também pode ajudar a regular o ciclo circadiano, melhorando o sono e reduzindo o estresse.

→ **Gestão do tempo:** a organização e o planejamento do tempo podem ajudar a reduzir a pressão e evitar a sobrecarga de compromissos e tarefas.

→ **Rede de apoio:** manter conexões sociais saudáveis e procurar apoio quando necessário é fundamental para o bem-estar emocional.

Serenidade para a longevidade

A busca pelo controle do estresse é uma parte crucial da jornada para uma vida longa e saudável. Ao adotar estratégias que promovam a tranquilidade e reduzam o estresse crônico, você está investindo em sua saúde e bem-estar a longo prazo.

Lembre-se, a saúde é um compromisso contínuo, e cada escolha que você faz para reduzir o estresse é um passo em direção a uma vida mais saudável, feliz e cheia de significado. Esteja certo de que a paz interior é um recurso valioso em sua busca por uma vida saudável e vibrante.

* * *

Agora você está pronto. Seguindo os passos deste plano de ação, você estará mais próximo do ciclo original. Trabalhando nas seis frentes (alimentação, atividade física, sono reparador, controle de danos, suplementação individualizada e controle do estresse), você vai encontrar o equilíbrio do seu organismo e se afastar de doenças crônicas. A jornada na busca por uma vida saudável e longeva é muitas vezes um caminho acidentado, cheio de variáveis. Não há certeza de que estamos imunes ao surgimento de uma doença, mas, sem dúvida, aproximar nosso organismo do ambiente ao qual ele demorou três milhões de anos para se adaptar é um grande passo na redução das chances de sermos acometidos por doenças crônicas da modernidade. Unindo isso às evoluções da medicina moderna, aumentamos cada vez mais a expectativa de vida da população e, o melhor, preservando por mais tempo a qualidade de vida de todos nós.

Que essa jornada seja marcada por descobertas, aprendizados e conquistas. Que cada passo dado em direção ao ciclo original seja um passo em direção a uma vida mais saudável, equilibrada e repleta de significado. Que possamos, juntos, celebrar o poder da simplicidade, abraçar as práticas que nos sustentam e nos inspiram, e viver cada momento com gratidão e alegria. Estamos juntos nessa jornada, unidos por um objetivo comum: uma vida plena, saudável e feliz. Vamos em frente, com coragem, determinação e esperança, em direção a um futuro mais brilhante e saudável.

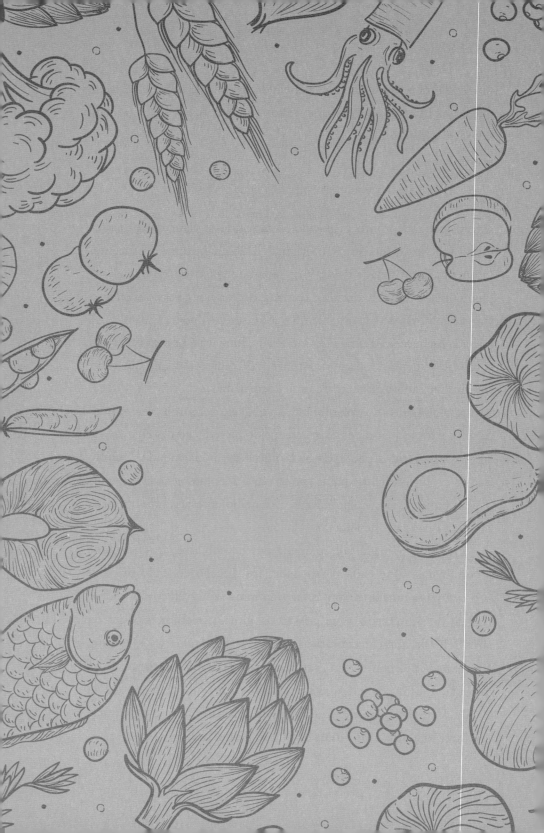

REFERÊNCIAS

Capítulo 1

1. Zeisel SH. (2006). Choline: Critical Role During Fetal Development and Dietary Requirements in Adults. *Annual Review of Nutrition, 26*, 229-250.

2. Wallace TC. & Fulgoni III VL. (2016). Assessment of Total Choline Intakes in the United States. *Journal of the American College of Nutrition, 35*(2), 108-112.

3. Institute of Medicine (US) (1998). Standing Committee on the Scientific Evaluation of Dietary Reference Intakes and its Panel on Folate, Other B Vitamins, and Choline. Dietary Reference Intakes for Thiamin, Riboflavin, Niacin, Vitamin B6, Folate, Vitamin B12, Pantothenic Acid, Biotin, and Choline. *National Academies Press* (US).

4. Aguree S, Zolnoori M, Atwood TP, Owora A. Association between choline supplementation and Alzheimer's disease risk: a systematic review protocol. *Front Aging Neurosci.* 2023 Aug 28;15:1242853. doi: 10.3389/fnagi.2023.1242853. PMCID: PMC10493398.

5. Kennedy DO. (2016). B Vitamins and The Brain: Mechanisms, Dose and Efficacy—a Review. *Nutrients, 8*(2), 68.

6. Muth AK, Park SQ. The impact of dietary macronutrient intake on cognitive function and the brain. *Clin Nutr.* 2021 Jun;40(6):3999-4010. doi: 10.1016/j.clnu.2021.04.043. Epub 2021 May 1. PMID: 34139473.

7. Van Elswyk ME, McNeill, SH. (2014). Impact of Grass/Forage Feeding Versus Grain Finishing on Beef Nutrients and Sensory Quality: The U.S. Experience. *Meat Science, 96*(1), 535-540.

8. Darwin C. (1859). *On the Origin of Species*. Londres: John Murray.

9. Lieberman D. (2013). *The Story of The Human Body: Evolution, Health, and Disease*. Nova York: Pantheon Books.

Capítulo 2

1. Aiello LC, Wheeler P. (1995). The Expensive-Tissue Hypothesis: The Brain and The Digestive System in Human and Primate Evolution. *Current Anthropology, 36*(2), 199-221.

2. Leonard WR, Robertson ML. Evolutionary perspectives on human nutrition: The influence of brain and body size on diet and metabolism. *Am J Hum Biol.* 1994;6(1):77-88. doi: 10.1002/ajhb.1310060111. PMID: 28548424.

3. Carmody, R. N., & Wrangham, R. W. (2009). The Energetic Significance of Cooking. *Journal of Human Evolution, 57*(4), 379-391.

4. Pontzer, H. (2017). Constraint and Adaptation in Human Evolution. *Nature, 548*(7666), 44-45.

5. Gruss LT, Schmitt D. The evolution of the human pelvis: changing adaptations to bipedalism, obstetrics and thermoregulation. *Philos Trans R Soc Lond B Biol Sci.* 2015 Mar 5;370(1663):20140063. doi: 10.1098/rstb.2014.0063. PMID: 25602067; PMCID: PMC4305164.

6. Roebroeks W, Villa P. On the earliest evidence for habitual use of fire in Europe. *Proc Natl Acad Sci USA.* 2011 Mar 29;108(13):5209-14. doi: 10.1073/pnas.1018116108. Epub 2011 Mar 14. PMID: 21402905; PMCID: PMC3069174.

Capítulo 3

1. Roebroeks W, Villa P. On the earliest evidence for habitual use of fire in Europe. *Proc Natl Acad Sci USA.* 2011 Mar 29;108(13):5209-14. doi: 10.1073/pnas.1018116108. Epub 2011 Mar 14. PMID: 21402905; PMCID: PMC3069174.

2. Leonard WR, Robertson ML. Evolutionary perspectives on human nutrition: The influence of brain and body size on diet and metabolism. *Am J Hum Biol.* 1994;6(1):77-88. doi: 10.1002/ajhb.1310060111. PMID: 28548424.

3. Jerison HJ. (1973). *Evolution of the Brain and Intelligence.* Nova York: Academic Press.

4. DeSilva JM, Traniello JF, Claxton AG, & Fannin LD. (2021). When and why did human brains decrease in size? A new change-point analysis and insights from brain evolution in ants. *Frontiers in Ecology and Evolution*, 712.

5. Henneberg M, Steyn M. Trends in cranial capacity and cranial index in Sub-saharan Africa during the Holocene. *Am J Hum Biol.* 1993;5(4):473-479. doi: 10.1002/ajhb.1310050411. PMID: 28548397.

6. Holloway RL. (1995). Evidence for POT expansion in early Homo: A pretty theory with ugly (or no) paleoneurological facts. *Behavioral and brain sciences*, 18(1), 191-193.

Capítulo 4

1. Richards MP. A brief review of the archaeological evidence for Palaeolithic and Neolithic subsistence. *Eur J Clin Nutr.* 2002 Dec;56(12):16 p following 1262. doi: 10.1038/sj.ejcn.1601646. PMID: 12494313.

2. Hall, R.L. An energetics-based approach to understanding the menstrual cycle and menopause. *Hum Nat* 15, 83–99. https://doi.org/10.1007/s12110-004-1005-9.

3. Wrangham R, Conklin-Brittain N. 'Cooking as a biological trait'. *Comp Biochem Physiol A Mol Integr Physiol.* 2003 Sep;136(1):35-46. doi: 10.1016/s1095-6433(03)00020-5. PMID: 14527628.

4. Cordain L, Eaton SB, Sebastian A, Mann N, Lindeberg S, Watkins BA, O'Keefe JH, Brand-Miller J. Origins and evolution of the Western diet: health implications for the 21st century. *Am J Clin Nutr.* 2005 Feb;81(2):341-54. doi: 10.1093/ajcn.81.2.341. PMID: 15699220.

5. Cordain, L., Eaton, S., Miller, J. et al. The paradoxical nature of hunter-gatherer diets: meat-based, yet non-atherogenic. *Eur J Clin Nutr* 56 (Suppl 1), S42–S52 (2002). https://doi.org/10.1038/sj.ejcn.1601353.

6. Papakonstantinou E, Oikonomou C, Nychas G, Dimitriadis GD. Effects of Diet, Lifestyle, Chrononutrition and Alternative Dietary Interventions on Postprandial Glycemia and Insulin Resistance. *Nutrients.* 2022 Feb 16;14(4):823. doi: 10.3390/nu14040823. PMID: 35215472; PMCID: PMC8878449.

7. Ploetz RC, Kepler AK, Daniells J, Nelson SC. (2007). Banana and plantain—an overview with emphasis on Pacific island cultivars. *Species profiles for Pacific Island agroforestry*, 1, 21-32.

Capítulo 5

1. Richards MP. (2002). A Brief Review of The Archaeological Evidence for Palaeolithic and Neolithic Subsistence. *European Journal of Clinical Nutrition*, 56(12), 1270-1278.

2. Cordain L, Miller JB, Eaton SB, Mann N, Holt SH, Speth JD. Plant-animal subsistence ratios and macronutrient energy estimations in worldwide hunter-gatherer diets. *Am J Clin Nutr.* 2000 Mar;71(3):682-92. doi: 10.1093/ajcn.71.3.682. PMID: 10702160.

3. Fallon S, Enig MG. (2001). *Nourishing Traditions: The Cookbook that Challenges Politically Correct Nutrition and the Diet Dictocrats.* White Plains: New Trends Publishing.

4. Papakonstantinou E, Oikonomou C, Nychas G, Dimitriadis GD. Effects of Diet, Lifestyle, Chrononutrition and Alternative Dietary Interventions on Postprandial Glycemia and Insulin Resistance. *Nutrients.* 2022 Feb 16;14(4):823. doi: 10.3390/nu14040823. PMID: 35215472; PMCID: PMC8878449.

5. Simopoulos AP. The importance of the ratio of omega-6/omega-3 essential fatty acids. *Biomed Pharmacother.* 2002 Oct;56(8):365-79. doi: 10.1016/s0753-3322(02)00253-6. PMID: 12442909.

6. Wu G. Amino acids: metabolism, functions, and nutrition. *Amino Acids* 37, 1–17 (2009). https://doi.org/10.1007/s00726-009-0269-0

7. Hoffman JR, Falvo MJ. Protein – Which is Best? *J Sports Sci Med*. 2004 Sep 1;3(3):118-30. PMID: 24482589; PMCID: PMC3905294.

8. Watanabe F, Yabuta Y, Bito T, Teng F. Vitamin B_{12}-containing plant food sources for vegetarians. *Nutrients*. 2014 May 5;6(5):1861-73. doi: 10.3390/nu6051861. PMID: 24803097; PMCID: PMC4042564.

9. Lourenço R, Camilo ME. Taurine: a conditionally essential amino acid in humans? An overview in health and disease. *Nutr Hosp*. 2002 Nov-Dec;17(6):262-70. PMID: 12514918.

10. Buford TW, Kreider RB, Stout JR, Greenwood M, Campbell B, Spano M, Ziegenfuss T, Lopez H, Landis J, Antonio J. International Society of Sports Nutrition position stand: creatine supplementation and exercise. *J Int Soc Sports Nutr*. 2007 Aug 30;4:6. doi: 10.1186/1550-2783-4-6. PMID: 17908288; PMCID: PMC2048496.

11. Hunt JR, Roughead ZK. Nonheme-iron absorption, fecal ferritin excretion, and blood indexes of iron status in women consuming controlled lactoovovegetarian diets for 8 wk. *Am J Clin Nutr*. 1999 May;69(5):944-52. doi: 10.1093/ajcn/69.5.944. PMID: 10232635.

12. Ross AC, Caballero BH, Cousins RJ, Tucker KL, Ziegler TR. (2012). *Modern nutrition in health and disease: Eleventh edition*. Wolters Kluwer Health Adis (ESP).

13. *National Institutes of Health Office of Dietary Supplements*. (2022). Vitamin A. Disponível em: https://ods.od.nih.gov/factsheets/VitaminA-Health-Professional/.

14. Sommer A, Vyas KS. A global clinical view on vitamin A and carotenoids. *Am J Clin Nutr*. 2012 Nov;96(5):1204S-6S. doi: 10.3945/ajcn.112.034868. Epub 2012 Oct 10. PMID: 23053551.

15. Stahl W, Sies H. Antioxidant activity of carotenoids. *Mol Aspects Med*. 2003 Dec;24(6):345-51. doi: 10.1016/s0098-2997(03)00030-x. PMID: 14585305.

16. Hipkiss AR. Carnosine and its possible roles in nutrition and health. *Adv Food Nutr Res*. 2009;57:87-154. doi: 10.1016/S1043-4526(09)57003-9. PMID: 19595386.

17. Boldyrev AA, Stvolinsky SL, Fedorova TN, Suslina ZA. Carnosine as a natural antioxidant and geroprotector: from molecular mechanisms to clinical trials. *Rejuvenation Res*. 2010 Apr-Jun;13(2-3):156-8. doi: 10.1089/rej.2009.0923. PMID: 20017611.

18. Derave W, Everaert I, Beeckman S, Baguet A. Muscle carnosine metabolism and beta-alanine supplementation in relation to exercise and training. *Sports Med*. 2010 Mar 1;40(3):247-63. doi: 10.2165/11530310-000000000-00000. PMID: 20199122.

19. Suzuki Y, Ito O, Mukai N, Takahashi H, Takamatsu K. High level of skeletal muscle carnosine contributes to the latter half of exercise perfor-

mance during 30-s maximal cycle ergometer sprinting. *Jpn J Physiol.* 2002 Apr;52(2):199-205. doi: 10.2170/jjphysiol.52.199. PMID: 12139778.

20. Trushina EN, Riger NA, Mustafina OK, Timonin AN, Aksenov IV, Guseva GV, Tutelyan VA. [Effect of carnosine and α-lipoic acid on hepatocyte apoptosis and the cytokine profile in induced fatty liver disease in Wistar rats]. *Vopr Pitan.* 2020;89(5):6-16. Russian. doi: 10.24411/0042-8833-2020-10061. Epub 2020 Sep 20. PMID: 33211913.

21. Matthews JJ, Dolan E, Swinton PA, Santos L, Artioli GG, Turner MD, Elliott-Sale KJ, Sale C. Effect of Carnosine or α-Alanine Supplementation on Markers of Glycemic Control and Insulin Resistance in Humans and Animals: A Systematic Review and Meta-analysis. *Adv Nutr.* 2021 Dec 1;12(6):2216-2231. doi: 10.1093/advances/nmab087. PMID: 34333586; PMCID: PMC8634390.

22. Schön M, Mousa A, Berk M, Chia WL, Ukropec J, Majid A, Ukropcová B, de Courten B. The Potential of Carnosine in Brain-Related Disorders: A Comprehensive Review of Current Evidence. *Nutrients.* 2019 May 28;11(6):1196. doi: 10.3390/nu11061196. PMID: 31141890; PMCID: PMC6627134.

23. Cesak O, Vostalova J, Vidlar A, Bastlova P, Student V Jr. Carnosine and Beta-Alanine Supplementation in Human Medicine: Narrative Review and Critical Assessment. *Nutrients.* 2023 Apr 5;15(7):1770. doi: 10.3390/nu15071770. PMID: 37049610; PMCID: PMC10096773.

24. Rae CD, Bröer S. Creatine as a booster for human brain function. How might it work? *Neurochem Int.* 2015 Oct;89:249-59. doi: 10.1016/j.neuint.2015.08.010. Epub 2015 Aug 18. PMID: 26297632.

25. Avgerinos KI, Spyrou N, Bougioukas KI, Kapogiannis D. Effects of creatine supplementation on cognitive function of healthy individuals: A systematic review of randomized controlled trials. *Exp Gerontol.* 2018 Jul 15;108:166-173. doi: 10.1016/j.exger.2018.04.013. Epub 2018 Apr 25. PMID: 29704637; PMCID: PMC6093191.

26. Bender A, Klopstock T. Creatine for neuroprotection in neurodegenerative disease: end of story? *Amino Acids.* 2016 Aug;48(8):1929-40. doi: 10.1007/s00726-015-2165-0. Epub 2016 Jan 9. PMID: 26748651.

27. Rawson ES, Volek JS. Effects of creatine supplementation and resistance training on muscle strength and weightlifting performance. *J Strength Cond Res.* 2003 Nov;17(4):822-31. doi: 10.1519/1533-4287(2003)017<0822:eocsar>2.0.co;2. PMID: 14636102.

28. Branch JD. Effect of creatine supplementation on body composition and performance: a meta-analysis. *Int J Sport Nutr Exerc Metab.* 2003 Jun;13(2):198-226. doi: 10.1123/ijsnem.13.2.198. PMID: 12945830.

29. Rae C, Digney AL, McEwan SR, Bates TC. Oral creatine monohydrate supplementation improves brain performance: a double-blind, placebo-con-

trolled, cross-over trial. *Proc Biol Sci.* 2003 Oct 22;270(1529):2147-50. doi: 10.1098/rspb.2003.2492. PMID: 14561278; PMCID: PMC1691485.

30. Roitman S, Green T, Osher Y, Karni N, Levine J. Creatine monohydrate in resistant depression: a preliminary study. *Bipolar Disord.* 2007 Nov;9(7):754-8. doi: 10.1111/j.1399-5618.2007.00532.x. PMID: 17988366.

31. Cooper R, Naclerio F, Allgrove J, Jimenez A. Creatine supplementation with specific view to exercise/sports performance: an update. *J Int Soc Sports Nutr.* 2012 Jul 20;9(1):33. doi: 10.1186/1550-2783-9-33. PMID: 22817979; PMCID: PMC3407788.

32. Watanabe F. Vitamin B12 sources and bioavailability. *Exp Biol Med* (Maywood). 2007 Nov;232(10):1266-74. doi: 10.3181/0703-MR-67. PMID: 17959839.

33. Carmel R. How I treat cobalamin (vitamin B12) deficiency. *Blood.* 2008 Sep 15;112(6):2214-21. doi: 10.1182/blood-2008-03-040253. Epub 2008 Jul 7. PMID: 18606874; PMCID: PMC2532799.

34. Institute of Medicine (US) Standing Committee on the Scientific Evaluation of Dietary Reference Intakes and its Panel on Folate, Other B Vitamins, and Choline. Dietary Reference Intakes for Thiamin, Riboflavin, Niacin, Vitamin B6, Folate, Vitamin B12, Pantothenic Acid, Biotin, and Choline. Washington (DC): National Academies Press (US); 1998. PMID: 23193625.

35. Zeisel SH, da Costa KA. Choline: an essential nutrient for public health. *Nutr Rev.* 2009 Nov;67(11):615-23. doi: 10.1111/j.1753-4887.2009.00246.x. PMID: 19906248; PMCID: PMC2782876.

Capítulo 6

1. Harari YN. (2014). *Sapiens: uma breve história da humanidade.* São Paulo: L&PM.

2. Diamond J. (1997). *Armas, germes e aço: os destinos das sociedades humanas.* Rio de Janeiro: Record.

3. Crane-Kramer G, Buckberry J. Changes in health with the rise of industry. *International Journal of Paleopathology*, Volume 40, 2023, Pages 99-102, ISSN 1879-9817, https://doi.org/10.1016/j.ijpp.2022.12.005

4. DDiamond J. Evolution, consequences and future of plant and animal domestication. *Nature.* 2002 Aug 8;418(6898):700-7. doi: 10.1038/nature01019. PMID: 12167878.

5. Bellwood P. (2005). *First Farmers: The Origins of Agricultural Societies.* Nova Jersey: John Wiley & Sons.

6. Smith BD. (2001). Low-level Food Production. *Journal of Archaeological Research, 9*(1), 1-43.

7. Gurven M, Kaplan H. (2007). Longevity Among Hunter-gatherers: A Cross-cultural Examination. *Population and Development Review, 33*(2), 321-365.

8. Staller JE, Carrasco MD (eds.). Pre-Columbian Foodways: 1 Interdisciplinary Approaches to Food, Culture, and Markets in Ancient Mesoamerica, DOI 10.1007/978-1-4419-0471-3_1. Springer Science+Business Media, LLC 2010.

9. Foley J, Ramankutty N, Brauman K. et al. Solutions for a cultivated planet. *Nature* 478, 337–342 (2011). https://doi.org/10.1038/nature10452

10. Tilman D, Balzer C, Hill J, Befort BL. (2011). Global Food Demand and The Sustainable Intensification of Agriculture. *Proceedings of the National Academy of Sciences, 108*(50), 20260-20264.

11. Popkin BM, Adair LS, Ng SW. Global nutrition transition and the pandemic of obesity in developing countries. *Nutr Rev.* 2012 Jan;70(1):3-21. doi: 10.1111/j.1753-4887.2011.00456.x. PMID: 22221213; PMCID: PMC3257829.

12. Herrick JB. (1912). Clinical Features of Sudden Obstruction of the Coronary Arteries. *JAMA, 59*(3), 201-206.

13. White PD. (1915). Coronary Thrombosis in Youth. *JAMA, 64*(23), 2015-2019.

14. Keys A. Atherosclerosis: a problem in newer public health. *J Mt Sinai Hosp NY.* 1953 Jul-Aug;20(2):118-39. PMID: 13085148.

15. DiNicolantonio JJ, Lucan SC, O'Keefe JH. The Evidence for Saturated Fat and for Sugar Related to Coronary Heart Disease. *Prog Cardiovasc Dis.* 2016 Mar-Apr;58(5):464-72. doi: 10.1016/j.pcad.2015.11.006. Epub 2015 Nov 14. PMID: 26586275; PMCID: PMC4856550.

16. Willett WC, Ludwig DS. The 2010 Dietary Guidelines—the best recipe for health? *N Engl J Med.* 2011 Oct 27;365(17):1563-5. doi: 10.1056/NEJMp1107075. PMID: 22029977.

17. Mozaffarian D, Hao T, Rimm EB, Willett WC, Hu FB. Changes in diet and lifestyle and long-term weight gain in women and men. *N Engl J Med.* 2011 Jun 23;364(25):2392-404. doi: 10.1056/NEJMoa1014296. PMID: 21696306; PMCID: PMC3151731.

18. Sclar ED, Garau P, Carolini G. The 21st century health challenge of slums and cities. *Lancet.* 2005 Mar 5-11;365(9462):901-3. doi: 10.1016/S0140-6736(05)71049-7. PMID: 15752535.

19. World Health Organization. (2001). *Iron Deficiency Anaemia: Assessment, Prevention and Control. A guide for programme managers.*

20. Clarke NM, Page JE. Vitamin D deficiency: a pediatric orthopaedic perspective. *Curr Opin Pediatr.* 2012 Feb;24(1):46-9. doi: 10.1097/MOP.0b013e32834ec8eb. PMID: 22189396.

21. Millward DJ. Interactions between Growth of Muscle and Stature: Mech-

anisms Involved and Their Nutritional Sensitivity to Dietary Protein: The Protein-Stat Revisited. *Nutrients*. 2021 Feb 25;13(3):729. doi: 10.3390/nu13030729. PMID: 33668846; PMCID: PMC7996181.

22. Jamison DT, Summers LH, Alleyne G, Arrow KJ, Berkley S, Binagwaho A, Bustreo F, Evans D, Feachem RG, Frenk J, Ghosh G, Goldie SJ, Guo Y, Gupta S, Horton R, Kruk ME, Mahmoud A, Mohohlo LK, Ncube M, Pablos-Mendez A, Reddy KS, Saxenian H, Soucat A, Ulltveit-Moe KH, Yamey G. Salud global 2035: un mundo convergiendo en el lapso de una generación. *Salud Publica Mex*. 2015 Sep-Oct;57(5):444-67. Spanish. PMID: 26545007.

Capítulo 7

1. Mann N. Dietary lean red meat and human evolution. *Eur J Nutr*. 2000 Apr;39(2):71-9. doi: 10.1007/s003940050005. PMID: 10918988.

2. Popkin BM, Du S, Green WD, Beck MA, Algaith T, Herbst CH, Alsukait RF, Alluhidan M, Alazemi N, Shekar M. Individuals with obesity and COVID-19: A global perspective on the epidemiology and biological relationships. *Obes Rev*. 2020 Nov;21(11):e13128. doi: 10.1111/obr.13128. Epub 2020 Aug 26. Errata: *Obes Rev*. 2021 Oct;22(10):e13305. PMID: 32845580; PMCID: PMC7461480.

3. Vennemann FB, Ioannidou S, Valsta LM, Dumas C, Ocké MC, Mensink GB, Heuer T. (2012). Dietary Intake and Food Sources of Choline in European Populations. *British Journal of Nutrition, 108*(12), 2044-2051.

4. Cordain L, Miller JB, Eaton SB, Mann N, Holt SH, Speth JD. Plant-animal subsistence ratios and macronutrient energy estimations in worldwide hunter-gatherer diets. *Am J Clin Nutr*. 2000 Mar;71(3):682-92. doi: 10.1093/ajcn/71.3.682. PMID: 10702160.

5. Mann CC. (2011). *1493: Uncovering the New World Columbus Created*. Nova York: Vintage.

6. Nunn N, Qian N. (2010). The Columbian Exchange: A History of Disease, Food, and Ideas. *Journal of Economic Perspectives, 24*(2), 163-188.

Capítulo 8

1. Gilbert SF. Ecological developmental biology: developmental biology meets the real world. *Dev Biol*. 2001 May 1;233(1):1-12. doi: 10.1006/dbio.2001.0210. PMID: 11319853.

2. Cordain L, Eaton SB, Sebastian A, Mann N, Lindeberg S, Watkins BA, O'Keefe JH, Brand-Miller J. Origins and evolution of the Western diet: health implications for the 21st century. *Am J Clin Nutr*. 2005 Feb;81(2):341-54. doi: 10.1093/ajcn.81.2.341. PMID: 15699220.

3. Stearns PN. (2001). *The Industrial Revolution in World History*. Boulder: Westview Press.

4. Popkin BM. Global nutrition dynamics: the world is shifting rapidly toward a diet linked with noncommunicable diseases. *Am J Clin Nutr*. 2006 Aug;84(2):289-98. doi: 10.1093/ajcn/84.1.289. PMID: 16895874.

5. Mozaffarian D, Hao T, Rimm EB, Willett WC, Hu FB. Changes in diet and lifestyle and long-term weight gain in women and men. *N Engl J Med*. 2011 Jun 23;364(25):2392-404. doi: 10.1056/NEJMoa1014296. PMID: 21696306; PMCID: PMC3151731.

6. Story M, Kaphingst KM, Robinson-O'Brien R, Glanz K. Creating healthy food and eating environments: policy and environmental approaches. *Annu Rev Public Health*. 2008;29:253-72. doi: 10.1146/annurev.publhealth.29.020907.090926. PMID: 18031223.

Capítulo 9

1. Fiolet T, Srour B, Sellem L, Kesse-Guyot E, Allès B, Méjean C, Deschasaux M, Fassier P, Latino-Martel P, Beslay M, Hercberg S, Lavalette C, Monteiro CA, Julia C, Touvier M. Consumption of ultra-processed foods and cancer risk: results from NutriNet-Santé prospective cohort. *BMJ*. 2018 Feb 14;360:k322. doi: 10.1136/bmj.k322. PMID: 29444771; PMCID: PMC5811844.

2. Monteiro CA, et al. (2016). NOVA. The Star Shines Bright. *World Nutrition*, 7(1-3), 28-38.

3. Ludwig DS. The glycemic index: physiological mechanisms relating to obesity, diabetes, and cardiovascular disease. *JAMA*. 2002 May 8;287(18):2414-23. doi: 10.1001/jama.287.18.2414. PMID: 11988062.

4. Sánchez-Villegas A, Delgado-Rodríguez M, Alonso A, Schlatter J, Lahortiga F, Serra Majem L, Martínez-González MA. Association of the Mediterranean dietary pattern with the incidence of depression: the Seguimiento Universidad de Navarra/University of Navarra follow-up (SUN) cohort. *Arch Gen Psychiatry*. 2009 Oct; 66(10):1090-8. doi: 10.1001/archgenpsychiatry.2009.129. PMID: 19805699.

5. Contento IR. Nutrition education: linking research, theory, and practice. *Asia Pac J Clin Nutr*. 2008;17 Suppl 1:176-9. PMID: 18296331.

Capítulo 10

1. Petersen MC, Vatner DF, Shulman GI. Regulation of hepatic glucose metabolism in health and disease. *Nat Rev Endocrinol*. 2017 Oct;13(10):572-587. doi: 10.1038/nrendo.2017.80. Epub 2017 Jul 21. PMID: 28731034; PMCID: PMC5777172.

2. Cahill GF Jr. Fuel metabolism in starvation. *Annu Rev Nutr*. 2006;26:1-22. doi: 10.1146/annurev.nutr.26.061505.111258. PMID: 16848698.

3. Ludwig DS. The glycemic index: physiological mechanisms relating to obesity, diabetes, and cardiovascular disease. *JAMA*. 2002 May 8;287(18):2414-23. doi: 10.1001/jama.287.18.2414. PMID: 11988062.

4. DeFronzo RA, Ferrannini E, Groop L, Henry RR, Herman WH, Holst JJ, Hu FB, Kahn CR, Raz I, Shulman GI, Simonson DC, Testa MA, Weiss R. Type 2 diabetes mellitus. *Nat Rev Dis Primers*. 2015 Jul 23;1:15019. doi: 10.1038/nrdp.2015.19. PMID: 27189025.

5. Wollmann BM, Størset E, Kringen MK, Molden E, Smith RL. Prediction of CYP2D6 poor metabolizers by measurements of solanidine and metabolites-a study in 839 patients with known CYP2D6 genotype. *Eur J Clin Pharmacol*. 2023 Apr;79(4):523-531. doi: 10.1007/s00228-023-03462-y. Epub 2023 Feb 20. PMID: 36806969; PMCID: PMC10038974.

6. Sánchez-Villegas A, Delgado-Rodríguez M, Alonso A, Schlatter J, Lahortiga F, Serra Majem L, Martínez-González MA. Association of the Mediterranean dietary pattern with the incidence of depression: the Seguimiento Universidad de Navarra/University of Navarra follow-up (SUN) cohort. *Arch Gen Psychiatry*. 2009 Oct;66(10):1090-8. doi: 10.1001/archgenpsychiatry.2009.129. PMID: 19805699.

7. Lustig RH, Schmidt LA, Brindis CD. Public health: The toxic truth about sugar. *Nature*. 2012 Feb 1;482(7383):27-9. doi: 10.1038/482027a. PMID: 22297952.

Capítulo 11

1. Lenoir M, Serre F, Cantin L, Ahmed SH. Intense sweetness surpasses cocaine reward. *PLoS One*. 2007 Aug 1;2(8):e698. doi: 10.1371/journal.pone.0000698. PMID: 17668074; PMCID: PMC1931610.

2. Avena NM, Rada P, Hoebel BG. Evidence for sugar addiction: behavioral and neurochemical effects of intermittent, excessive sugar intake. *Neurosci Biobehav Rev*. 2008;32(1):20-39. doi: 10.1016/j.neubiorev.2007.04.019. Epub 2007 May 18. PMID: 17617461; PMCID: PMC2235907.

3. Johnson PM, Kenny PJ. Dopamine D2 receptors in addiction-like reward dysfunction and compulsive eating in obese rats. *Nat Neurosci*. 2010 May;13(5):635-41. doi: 10.1038/nn.2519. Epub 2010 Mar 28. Erratum in: Nat Neurosci. 2010 Aug;13(8):1033. PMID: 20348917; PMCID: PMC2947358.

4. Volkow ND, Wise RA, Baler R. The dopamine motive system: implications for drug and food addiction. *Nat Rev Neurosci*. 2017 Nov 16;18(12):741-752. doi: 10.1038/nrn.2017.130. PMID: 29142296.

5. Avena NM, Rada P, Hoebel BG. Evidence for sugar addiction: behavioral and neurochemical effects of intermittent, excessive sugar intake. *Neurosci Biobehav Rev*. 2008;32(1):20-39. doi: 10.1016/j.neubiorev.2007.04.019. Epub 2007 May 18. PMID: 17617461; PMCID: PMC2235907.

6. Geha RS, Beiser A, Ren C, Patterson R, Greenberger PA, Grammer LC, Ditto AM, Harris KE, Shaughnessy MA, Yarnold PR, Corren J, Saxon A. Review of alleged reaction to monosodium glutamate and outcome of a multicenter double-blind placebo-controlled study. J Nutr. 2000 Apr;130(4S Suppl):1058S-62S. doi: 10.1093/jn/130.4.1058S. PMID: 10736382.

7. Yamaguchi S, Ninomiya K. Umami and food palatability. J Nutr. 2000 Apr;130(4S Suppl):921S-6S. doi: 10.1093/jn/130.4.921S. PMID: 10736353.

8. Olney JW. Excitatory neurotoxins as food additives: an evaluation of risk. Neurotoxicology. 1981 Jan;2(1):163-92. PMID: 15622732.

Capítulo 12

1. Mattson MP, Longo VD, Harvie M. (2017). Impact of Intermittent Fasting on Health and Disease Processes. *Ageing Res Rev.*, 39, 46-58.

2. Speakman JR. (2016). Thrifty Genes for Obesity and The Metabolic Syndrome-time to Call Off The Search? *Diab Vasc Dis Res.*,13(1), 3-11.

3. Hussain TA, Mathew TC, Dashti AA, Asfar S, Al-Zaid N, Dashti HM. (2012). Effect of Low-calorie Versus Low-carbohydrate Ketogenic Diet in Type 2 Diabetes. *Nutrition*, 28(10), 1016-21.

4. Owen OE, Felig P, Morgan AP, Wahren J, Cahill GF. Jr. (1969). Liver and Kidney Metabolism During Prolonged Starvation. *J Clin Invest*, 48(3), 574-83.

5. World Health Organization (2018). Obesity and Overweight. Disponível em: https://www.who.int/news-room/fact-sheets/detail/obesity-and-overweight.

6. Bellisle F, McDevitt R, Prentice AM. (1997). Meal Frequency and Energy Balance. *Br J Nutr.*, 77, Suppl 1, S57-70.

7. Ortega RM, Rodríguez-Rodríguez E, Aparicio A, Jiménez AI, López-Sobaler A M, González-Rodríguez LG, Andrés P. (2012). Poor Zinc Status is Associated With Increased Risk of Insulin Resistance in Spanish Children. *Br J Nutr.*, 107(3), 398-404.

8. De Cabo R, Mattson MP. (2019). Effects of Intermittent Fasting on Health, Aging, and Disease. *N Engl J Med.*, 381(26), 2541-2551.

9. Murray SB, Quintana DS, Loeb KL, Griffiths S, Le Grange D. (2019). Treatment Outcomes for Anorexia Nervosa: A Systematic Review and Meta-analysis of Randomized Controlled Trials. *Psychol Med.*, 49(4), 535-544.

10. Longo VD, Mattson MP. (2014). Fasting: Molecular Mechanisms and Clinical Applications. *Cell Metab.*,19(2), 181-92.

11. Speakman JR. (2008). Thrifty Genes for Obesity, an Attractive but Flawed Idea, and an Alternative Perspective: The 'Drifty Gene' Hypothesis. *Int J Obes (Lond)*, 32(11), 1611-7.

12. Blaak EE, Antoine JM, Benton D, et al. (2012). Impact of Postprandial Glycaemia on Health and Prevention of Disease. *Obes Rev., 13*(10), 923-84.

13. Patterson RE, Sears DD. (2017). Metabolic effects of intermittent fasting. *Annual Review of Nutrition*, 37, 371-393.

14. Fung J. (2016). *The Obesity Code: Unlocking the Secrets of Weight Loss*. Vancouver: Greystone Books.

15. Becker F, Behrends MM, Rudolph KL. Evolution, mechanism and limits of dietary restriction induced health benefits & longevity. *Redox Biol.* 2023 Jul;63:102725. doi: 10.1016/j.redox.2023.102725. Epub 2023 May 23. PMID: 37257276; PMCID: PMC10245103.

16. Zauner C, Schneeweiss B, Kranz A, Madl C, Ratheiser K, Kramer L, Lenz K. (2000). Resting Energy Expenditure in Short-term Starvation is Increased as a Result of an Increase in Serum Norepinephrine. *The American Journal of Clinical Nutrition, 71*(6), 1511-1515.

17. Hartman ML, Veldhuis JD, Johnson ML, Lee MM, Alberti KG, Samojlik E, Thorner MO. (1992). Augmented Growth Hormone (GH) Secretory Burst Frequency and Amplitude Mediate Enhanced GH Secretion During a Two-day Fast in Normal Men. *The Journal of Clinical Endocrinology & Metabolism, 74*(4), 757-765.

18. Lipinski MM, Zheng B, Lu T et al. (2010). Genome-wide Analysis Reveals Mechanisms Modulating Autophagy in Normal Brain Aging and in Alzheimer's Disease. *Proceedings of the National Academy of Sciences, 107*(32), 14164-14169.

19. Greer EL, Dowlatshahi D, Banko MR et al (2007). An AMPK-FOXO Pathway Mediates Longevity Induced by a Novel Method of Dietary Restriction in C. Elegans. *Current Biology, 17*(19), 1646-1656.

20. De Groot S, Vreeswijk MP, Welters MJ et al. (2015). The Effects of Short-term Fasting on Tolerance to (neo) Adjuvant Chemotherapy in HER2-negative Breast Cancer Patients: A Randomized Pilot Study. *BMC Cancer, 15*(1), 1-7.

21. Cignarella F, Cantoni C, Ghezzi L et al. (2018). Intermittent Fasting Confers Protection in CNS Autoimmunity by Altering the Gut Microbiota. *Cell Metabolism, 27*(6), 1222-1235.e6.

22. Eslamparast T, Poustchi H, Zamani F et al. (2014). Synbiotic Supplementation in Nonalcoholic Fatty Liver Disease: A Randomized, Double-blind, Placebo-controlled Pilot Study. *The American Journal of Clinical Nutrition, 99*(3), 535-542.

23. Stewart WK, Fleming LW. (1973). Features of a Successful Therapeutic Fast of 382 days' Duration. *Postgraduate Medical Journal, 49*(569), 203-209.

Capítulo 13

1. Mithen R, Dekker M, Verkerk R et al. (2000). The Nutritional Significance, Biosynthesis and Bioavailability of Glucosinolates in Human Foods. *Journal of the Science of Food and Agriculture, 80*(7), 967-984.

2. Sharma A, Sehgal S, Hill R. (1991). Anti-nutritional Factors in Food Legumes and Effects of Processing – The Case of Phenolic Compounds. *Plant Foods for Human Nutrition, 41*, 221-227.

3. Millward DJ. The nutritional value of plant-based diets in relation to human amino acid and protein requirements. *Proc Nutr Soc.* 1999 May;58(2):249-60. doi: 10.1017/s0029665199000348. PMID: 10466163.

4. Stamp N. (1988). Auto of the quagmire of plant Defense Hypotheses. *The Quarterly Review of Biology.*Volume 78, n1, March 2003.

5. Pusztai A, Grant G. (1998). Assessment of Lectin Inactivation by Heat and Digestion. *Methods in Molecular Medicine, 9*, 505-514.

6. Fasano A. Zonulin, regulation of tight junctions, and autoimmune diseases. *Ann N Y Acad Sci.* 2012 Jul;1258(1):25-33. doi: 10.1111/j.1749-6632.2012.06538.x. PMID: 22731712; PMCID: PMC3384703.

7. Gupta YP. (1982). Anti-nutritional Factors in Food Legumes: A Review. *Plant Foods for Human Nutrition, 42*(3), 201-228.

8. Silano M, De Vincenzi A, Dessì M. (2007). Celiac Disease: From Triggering Factors to Immunological Features. *Journal of Autoimmunity, 29*(4), 283-292.

9. Sicherer SH, Munoz-Furlong A, Sampson HA. (2003). Prevalence of Peanut and Tree Nut Allergy in The United States Determined by Means of a Random Digit Dial Telephone Survey: a 5-year Follow-up Study. *Journal of Allergy and Clinical Immunology, 112*(6), 1203-1207.

10. Reddy NR, Sathe SK, Salunkhe DK. (1982). Phytates in Legumes and Cereals. *Advances in Food Research, 28*, 1-92.

11. Saleem T, Basha SA, Mishra PK, Mishra A. (2017). Beneficial and Toxicological Implications of Phenolic Compounds in Nutrition, Health and Diseases. *Phytochemistry Reviews, 16*(6), 1197-1224.

12. Patisaul HB. Endocrine disruption by dietary phyto-oestrogens: impact on dimorphic sexual systems and behaviours. *Proc Nutr Soc.* 2017 May;76(2):130-144. doi: 10.1017/S0029665116000677. Epub 2016 Jul 8. PMID: 27389644; PMCID: PMC5646220.

13. Boberg J, Taxvig C, Christiansen S, Hass U. Possible endocrine disrupting effects of parabens and their metabolites, *Reproductive Toxicology*, Volume 30, Issue 2, 2010, Pages 301-312, ISSN 0890-6238, https://doi.org/10.1016/j.reprotox.2010.03.011.

14. Latini G, et al. Endocrine disruptors and human health. *Mini-Reviews in Medicinal Chemistry* 10.9 (2010): 846.

15. de Lemos ML. Effects of soy phytoestrogens genistein and daidzein on breast cancer growth. *Ann Pharmacother*. 2001 Sep;35(9):1118-21. doi: 10.1345/aph.10257. PMID: 11573864.

16. Bjørnerem A, Straume B, Midtby M, Fønnebø V, Sundsfjord J, Svartberg J, Acharya G, Oian P, Berntsen GK. Endogenous sex hormones in relation to age, sex, lifestyle factors, and chronic diseases in a general population: the Tromsø Study. *J Clin Endocrinol Metab*. 2004 Dec;89(12):6039-47. doi: 10.1210/jc.2004-0735. PMID: 15579756.

17. Vasconcelos IM, Oliveira JT. Antinutritional properties of plant lectins. *Toxicon*. 2004 Sep 15;44(4):385-403. doi: 10.1016/j.toxicon.2004.05.005. PMID: 15302522.

18. Pusztai A, Ewen SWB, Grant G et al. (1990). Relationship Between Survival and Binding of Plant Lectins During Small Intestinal Passage and Their Effectiveness as Growth Factors. *Digestion, 46*(Suppl. 2), 308-316. https://doi.org/10.1159/000200167

19. Tatham AS, Shewry PR. (2012). The S-poor Prolamins of Wheat, Barley and Rye: Revisited. *Journal of Cereal Science, 55*(1), 79-99. https://doi.org/10.1016/j.jcs.2011.10.006

20. Ludvigsson JF, Leffler DA, Bai JC et al. (2013). The Oslo Definitions for Coeliac Disease and Related Terms. *Gut, 62*(1), 43-52. https://doi.org/10.1136/gutjnl

21. Hardy MY, Girardin A, Pizzey C, Cameron DJ, Watson KA, Picascia S, Auricchio R, Greco L, Gianfrani C, La Gruta NL, Anderson RP, Tye-Din JA. Consistency in polyclonal T-cell responses to gluten between children and adults with celiac disease. *Gastroenterology*. 2015 Nov;149(6):1541-1552.e2. doi: 10.1053/j.gastro.2015.07.013. Epub 2015 Jul 29. PMID: 26226573.

22. Silano M, Pozo EP, Uberti F, Manferdelli S, Del Pinto T, Felli C, Budelli A, Vincentini O, Restani P. Diversity of oat varieties in eliciting the early inflammatory events in celiac disease. *Eur J Nutr*. 2014 Aug;53(5):1177-86. doi: 10.1007/s00394-013-0617-4. Epub 2013 Nov 19. PMID: 24240659; PMCID: PMC4119590.

23. Zis P, Hadjivassiliou M, Sanders DS. (2016). Headache associated with coeliac disease: a systematic review and meta-analysis. *Nutrients*, 8(4), 256.

24. Midha A, Goyette-Desjardins G, Goerdeler F, Moscovitz O, Seeberger PH, Tedin K, Bertzbach LD, Lepenies B, Hartmann S. Lectin-Mediated Bacterial Modulation by the Intestinal Nematode *Ascaris suum*. Int J Mol Sci. 2021 Aug 14;22(16):8739. doi: 10.3390/ijms22168739. PMID: 34445445; PMCID: PMC8395819.

25. Pusztai A, Bardocz S, Duckett S. (1993). Antinutritive effects of wheat-germ agglutinin and other N-acetylglucosamine-specific lectins. *The British Journal of Nutrition*, 69(2), 229-243.

26. Yoshizawa Y, Nishihara R, Amano Y et al. (1998). Genetically engineered kidney bean lectin with reduced hemagglutinating activity is less toxic in rats. *Journal of Nutrition*, 128(1), 136-141.

27. Holmes RP, Goodman HO, Assimos DG. Contribution of dietary oxalate to urinary oxalate excretion. *Kidney Int*. 2001 Jan;59(1):270-6. doi: 10.1046/j.1523-1755.2001.00488.x. PMID: 11135080.

28. Siener R, Hesse A. (2002). The effect of different diets on urinary oxalate excretion. *Eur Urol*. 41(3), 270-276.

29. Massey LK, Roman-Smith H, Sutton RA. Effect of dietary oxalate and calcium on urinary oxalate and risk of formation of calcium oxalate kidney stones. J Am Diet Assoc. 1993 Aug;93(8):901-6. doi: 10.1016/0002-8223(93)91530-4. PMID: 8335871.

30. Saa, Romuald Willy, et al. Effect of soaking, germination, and roasting on the proximate composition, antinutrient content, and some physicochemical properties of defatted Moringa oleifera seed flour. *Journal of Food Processing and Preservation* 46.3 (2022): e16329.

31. Taylor EN, Curhan GC. Oxalate intake and the risk for nephrolithiasis. *J Am Soc Nephrol*. 2007 Jul;18(7):2198-204. doi: 10.1681/ASN.2007020219. Epub 2007 May 30. PMID: 17538185.

32. Siener R, Hönow R, Seidler A et al. (2006). Oxalate Contents of Species of the Polygonaceae, Amaranthaceae and Chenopodiaceae Families. *Food Chemistry*, 98(2), 220-224.

33. Savage GP, Vanhanen L, Mason SM, Ross AB. (2000). Effect of Cooking on the Soluble and Insoluble Oxalate Content of Some New Zealand Foods. *Journal of Food Composition and Analysis*, 13(3), 201-206.

34. Noonan SC, Savage GP. (1999). Oxalate Content of Foods and its Effect on Humans. *Asia Pacific Journal of Clinical Nutrition*, 8(1), 64-74.

35. Massey LK. Food oxalate: factors affecting measurement, biological variation, and bioavailability. *J Am Diet Assoc*. 2007 Jul;107(7):1191-4; quiz 1195-6. doi: 10.1016/j.jada.2007.04.007. PMID: 17604750.

Capítulo 14

1. Kiple KF, Ornelas KC. (2000). *The Cambridge World History of Food*. Cambridge, UK: Cambridge University Press.

2. Price W. (1939). *Nutrition and Physical Degeneration*. Nova York: Covici-Friede Publishers.

3. Taubes G. (2008). *Good Calories, Bad Calories: Fats, Carbs, and The Controversial Science of Diet and Health*. Palatine: Anchor Books.

4. Statista. (2020). *Number of deaths from heart disease U.S. 1990-2017*. Statista.

5. Malhotra A. (2013). Saturated Fat is Not the Major Issue. *British Medical Journal, 347*, f6340. doi:10.1136/bmj.f6340

6. Siri-Tarino PW, Sun Q, Hu FB, Krauss RM. (2010). Meta-analysis of Prospective Cohort Studies Evaluating the Association of Saturated Fat With Cardiovascular Disease. *American Journal of Clinical Nutrition, 91*(3), 535-546. doi:10.3945/ajcn.2009.27725

7. O'Connor A. (2014). *Study Questions Fat and Heart Disease Link*. Nova York: The Nova York Times.

8. Keys A. (1970). Coronary Heart Disease in Seven Countries. *Circulation, 41*(1), 11-1211. doi:10.1161/01.CIR.41.1.211

9. Herrick JB. Landmark article (*JAMA* 1912). Clinical features of sudden obstruction of the coronary arteries. By James B. Herrick. JAMA. 1983 Oct 7;250(13):1757-65. PMID: 6350634.

10. Dietschy JM. (2009). Central Nervous System: Cholesterol Turnover, Brain Development and Neurodegeneration. *Biological Chemistry, 390*(4), 287-293. doi: 10.1515/BC.2009.035

11. Gimpl G, Fahrenholz F. (2001). The Oxytocin Receptor System: Structure, Function, and Regulation. *Physiological Reviews, 81*(2), 629-683. doi: 10.1152/physrev.2001.81.2.629

12. Bathum L, Depont-Christensen R, Engers Pedersen L et al.(2013). Association of Lipoprotein Levels With Mortality in Subjects Aged 50 + Without Previous Diabetes or Cardiovascular Disease: A Population-based Register Study. *Scandinavian Journal of Primary Health Care, 31*(3), 172-180. doi: 10.3109/02813432.2013.824157

13. Svartberg J, Von Mühlen D, Sundsfjord J, Jorde R. (2004). Waist Circumference and Testosterone Levels in Community Dwelling Men. The Tromsø Study. *European Journal of Epidemiology, 19*(7), 657-663. doi: 10.1023/B:EJEP.0000036795.59418.0c

14. Marcoff L., Thompson PD. (2007). The Role of Coenzyme Q10 in Statin-Associated Myopathy: A Systematic Review. *Journal of the American College of Cardiology, 49*(23), 2231-2237. doi: 10.1016/j.jacc.2007.02.049

Capítulo 15

1. Libby P, Buring JE, Badimon L et al. (2019). Atherosclerosis. *Nature Reviews Disease Primers, 5*, 56.

2. Patterson E, Wall R, Fitzgerald GF et al. (2012). Health Implications of High Dietary Omega-6 Polyunsaturated Fatty Acids. *Journal of Nutrition and Metabolism, 2012*, 539426.

3. Simopoulos AP. (2002). The Importance of The Ratio of Omega-6/Omega-3 Essential Fatty Acids. *Biomedicine & Pharmacotherapy, 56*(8), 365-379.

4. Bourre JM. (2007). Dietary Omega-3 Fatty Acids for Women. *Biomedicine & Pharmacotherapy, 61*(2-3), 105-112.

5. Lopez-Garcia E, Schulze MB, Manson JE, et al. (2004). Consumption of (n-3) Fatty Acids is Related to Plasma Biomarkers of Inflammation and Endothelial Activation in Women. *The Journal of Nutrition, 134*(7), 1806-1811.

6. Micha R, Mozaffarian D. (2010). Saturated Fat and Cardiometabolic Risk Factors, Coronary Heart Disease, Stroke, and Diabetes: A Fresh Look at The Evidence. *Lipids, 45*(10), 893-905.

Capítulo 16

1. Momma H, Kawakami R, Honda T, Sawada SS. Muscle-strengthening activities are associated with lower risk and mortality in major non-communicable diseases: a systematic review and meta-analysis of cohort studies. *Br J Sports Med.* 2022 Jul;56(13):755-763. doi: 10.1136/bjsports-2021-105061. Epub 2022 Feb 28. PMID: 35228201; PMCID: PMC9209691.

2. Savikj M, Gabriel BM, Alm PS, Smith J, Caidahl K, Björnholm M, Fritz T, Krook A, Zierath JR, Wallberg-Henriksson H. Afternoon exercise is more efficacious than morning exercise at improving blood glucose levels in individuals with type 2 diabetes: a randomised crossover trial. *Diabetologia.* 2019 Feb;62(2):233-237. doi: 10.1007/s00125-018-4767-z. Epub 2018 Nov 13. PMID: 30426166; PMCID: PMC6323076.

3. Brisswalter J, Arcelin R, Audiffren M, Delignières D. Influence of physical exercise on simple reaction time: effect of physical fitness. *Percept Mot Skills.* 1997 Dec;85(3 Pt 1):1019-27. doi: 10.2466/pms.1997.85.3.1019. PMID: 9399313.

4. Wolff CA, Esser KA. Exercise Timing and Circadian Rhythms. *Curr Opin Physiol.* 2019 Aug;10:64-69. doi: 10.1016/j.cophys.2019.04.020. Epub 2019 Apr 27. PMID: 31938759; PMCID: PMC6959205.

Capítulo 17

1. Van Cauter E, Plat L. (1996). Physiology of Growth Hormone Secretion During Sleep. *The Journal of Pediatrics, 128*(5), S32-S37.

2. Leproult R, Van Cauter E. (2011). Effect of 1 Week of Sleep Restriction on Testosterone Levels in Young Healthy Men. *JAMA, 305*(21), 2173-2179.

3. Lange T, Dimitrov S, Born J. (2010). Effects of Sleep and Circadian Rhythm on The Human Immune System. *Annals of The Nova York Academy of Sciences, 1193*, 48.

4. Xie L, Kang H, Xu Q et al. (2013). Sleep Drives Metabolite Clearance From The Adult Brain. *Science, 342*(6156), 373-377.

5. Dattilo M, Antunes HK, Medeiros A et al. (2011). Sleep and Muscle Recovery: Endocrinological and Molecular Basis for a New and Promising Hypothesis. *Medical Hypotheses, 77*(2), 220-222.

6. Spiegel K, Tasali E, Penev P, Van Cauter E. (2004). Brief Communication: Sleep Curtailment in Healthy Young Men is Associated With Decreased Leptin Levels, Elevated Ghrelin Levels, and Increased Hunger and Appetite. *Annals of Internal Medicine, 141*(11), 846-850.

7. Leproult R, Van Cauter E. (2010). Role of Sleep and Sleep Loss in Hormonal Release and Metabolism. *Endocrine Development, 17*, 11-21.

8. Jessen NA, Munk AS, Lundgaard I, Nedergaard M. (2015). The Glymphatic System: A Beginner's Guide. *Neurochemical Research, 40*(12), 2583-2599.

9. Roth T. (2007). Insomnia: Definition, Prevalence, Etiology, and Consequences. *Journal of Clinical Sleep Medicine, 3*(5 Suppl), S7-S10.

10. Vgontzas AN, Liao D, Pejovic S et al. (2009). Insomnia With Objective Short Sleep Duration is Associated With Type 2 Diabetes: A Population-based Study. *Diabetes Care, 32*(11), 1980-1985.

11. American Academy of Sleep Medicine (2014). *International Classification of Sleep Disorders*. 3. ed. Darien, IL: American Academy of Sleep Medicine.

12. Peever J, Fuller PM. (2017). The Biology of REM Sleep. *Current Biology, 27*(22), R1237-R1248.

13. Schwartz AR, Patil SP, Laffan AM et al. (2008). Obesity and Obstructive Sleep Apnea: Pathogenic Mechanisms and Therapeutic Approaches. *Proceedings of the American Thoracic Society, 5*(2), 185-192.

14. Aronsohn RS, Whitmore H, Van Cauter E, Tasali E. (2010). Impact of Untreated Obstructive Sleep Apnea on Glucose Control in Type 2 Diabetes. *American Journal of Respiratory and Critical Care Medicine, 181*(5), 507-513.

15. Drager LF, Togeiro SM, Polotsky VY, Lorenzi-Filho G. (2013). Obstructive Sleep Apnea: A Cardiometabolic Risk in Obesity and The Metabolic Syndrome. *Journal of The American College of Cardiology, 62*(7), 569-576.

16. Margel D, Cohen M, Livne PM, Pillar G. (2004). Severe, But Not Mild, Obstructive Sleep Apnea Syndrome is Associated With Erectile Dysfunction. *Urology, 63*(3), 545-549.

17. Cappuccio FP, D'Elia L, Strazzullo P, Miller MA. Sleep duration and all-cause mortality: a systematic review and meta-analysis of prospective studies. *Sleep*. 2010 May;33(5):585-92. doi: 10.1093/sleep/33.5.585. PMID: 20469800; PMCID: PMC2864873.

Capítulo 18

1. Consensus Conference Panel, Watson N., Badr MS, Belenky G et al. (2015). Recommended amount of sleep for a healthy adult: A joint consensus statement of the American Academy of Sleep Medicine and Sleep Research Society. *Journal of Clinical Sleep Medicine*, 11(6), 591–592.

2. Ebrahim IO, Shapiro CM, Williams AJ, Fenwick PB. (2013). Alcohol and Sleep I: Effects on Normal Sleep. *Alcoholism: Clinical and Experimental Research*, 37(4), 539-549.

3. Okamoto-Mizuno K, Mizuno K. (2012). Effects of Thermal Environment on Sleep and Circadian Rhythm. *Journal of Physiological Anthropology*, 31(1), 14.

4. Dhand R, Sohal H. (2006). Good Sleep, Bad Sleep! The Role of Daytime Naps in Healthy Adults. *Current Opinion in Pulmonary Medicine*, 12(6), 379-382.

5. Youngstedt SD, O'Connor PJ, Dishman RK. (1997). The Effects of Acute Exercise on Sleep: A Quantitative Synthesis. *Sleep*, 20(3), 203-214.

6. Cajochen C, Frey S, Anders D et al. (2011). Evening Exposure to a Light-emitting Diodes (LED)-backlit Computer Screen Affects Circadian Physiology and Cognitive Performance. *Journal of Applied Physiology*, 110(5), 1432-1438.

7. West KE, et al. (2011). Blue Light From Light-emitting Diodes Elicits A Dose-dependent Suppression of Melatonin in Humans. *Journal of Applied Physiology*, 110(3), 619-626.

8. Lewy AJ, et al. (1998). Morning vs Evening Light Treatment of Patients With Winter Depression. *Archives of General Psychiatry*, 55(10), 890-896.

9. Tuomilehto HP, Seppä JM, Partinen MM et al.(2009). Lifestyle Intervention With Weight Reduction: First-line Treatment in Mild Obstructive Sleep Apnea. *American Journal of Respiratory and Critical Care Medicine*, 179(4), 320-327.

10. Foster GD, Borradaile KE, Sanders MH et al. (2009). A Randomized Study on The Effect of Weight Loss on Obstructive Sleep Apnea Among Obese Patients With Type 2 Diabetes: The Sleep AHEAD Study. *Archives of Internal Medicine*, 169(17), 1619-1626.

Capítulo 19

1. Abdul Aziz M, Brini F, Rouached H, Masmoudi K. Genetically engineered crops for sustainably enhanced food production systems. *Front Plant Sci*. 2022 Nov 8;13:1027828. doi: 10.3389/fpls.2022.1027828. PMID: 36426158; PMCID: PMC9680014.

2. Magaña-Gómez JA, de la Barca AM. Risk assessment of genetically modified crops for nutrition and health. *Nutr Rev*. 2009 Jan;67(1):1-16. doi: 10.1111/j.1753-4887.2008.00130.x. PMID: 19146501.

3. Gostin LO. Genetically Modified Food Labeling: A "Right to Know"? *JAMA*. 2016;316(22):2345–2346. doi:10.1001/jama.2016.174764.

4. Bøhn T, Cuhra M, Traavik T, Sanden M, Fagan J, Primicerio R. Compositional differences in soybeans on the market: glyphosate accumulates in Roundup Ready GM soybeans. *Food Chem*. 2014 Jun 15;153:207-15. doi: 10.1016/j.foodchem.2013.12.054. Epub 2013 Dec 18. PMID: 24491722.

5. Finamore A, Roselli M, Britti S, Monastra G, Ambra R, Turrini A, Mengheri E. Intestinal and peripheral immune response to MON810 maize ingestion in weaning and old mice. *J Agric Food Chem*. 2008 Dec 10;56(23):11533-9. doi: 10.1021/jf802059w. PMID: 19007233.

6. Heinemann JA, El-Kawy OA. Observational science in the environmental risk assessment and management of GMOs. *Environ Int*. 2012 Sep 15;45:68-71. doi: 10.1016/j.envint.2012.03.011. Epub 2012 May 8. PMID: 22575805.

7. ISAAA Brief. (2017). Global status of commercialized biotech/GM crops in 2017: Biotech crop adoption surges as economic benefits accumulate in 22 years. *ISAAA brief*, *53*, 25-26.

8. European Food Safety Authority (2012). Guidance on The Risk Assessment of Genetically Modified Plants and Derived Food and Feed.

9. Konieczna A, Rutkowska A, Rachoń D. Health risk of exposure to Bisphenol A (BPA). *Rocz Panstw Zakl Hig*. 2015;66(1):5-11. PMID: 25813067.

10. Tchounwou PB, Yedjou CG, Patlolla AK, Sutton DJ. Heavy metal toxicity and the environment. *Exp Suppl*. 2012;101:133-64. doi: 10.1007/978-3-7643-8340-4_6. PMID: 22945569; PMCID: PMC4144270.

11. Landrigan PJ, Fuller R, Acosta NJ et al. (2018). The Lancet Commission on pollution and health. *The lancet*, *391*(10119), 462-512.

12. Andreotti G, Koutros S, Hofmann JN, Sandler DP, Lubin JH, Lynch CF, Lerro CC, De Roos AJ, Parks CG, Alavanja MC, Silverman DT, Beane Freeman LE. Glyphosate Use and Cancer Incidence in the Agricultural Health Study. *J Natl Cancer Inst*. 2018 May 1;110(5):509-516. doi: 10.1093/jnci/djx233. PMID: 29136183; PMCID: PMC6279255.

13. Repacholi MH, Greenebaum B. (1999), Interaction of static and extremely low frequency electric and magnetic fields with living systems: Health effects and research needs. *Bioelectromagnetics*, 20: 133-160. https://doi.org/10.1002/(SICI)1521-186X(1999)20:3<133::AID-BEM1>3.0.CO;2-O.

Capítulo 20

1. Bradman A, Quirós-Alcalá L., Castorina R et al. (2017). Cumulative Organophosphate Pesticide Exposure and Risk Assessment Among Pregnant Women Residing in an Agricultural Area: A Case Study from the CHAMA-

COS Cohort. *Environmental Health Perspectives, 125*(8), 087018. https://doi.org/10.1289/EHP1015.

2. Gore AC, Chappell VA, Fenton SE et al. (2015). EDC-2: The Endocrine Society's Second Scientific Statement on Endocrine-Disrupting Chemicals. *Endocrine Reviews, 36*(6), E1-E150. 10.1210/er.2015-1010.

3. Swan SH. (2008). Environmental Phthalate Exposure in Relation to Reproductive Outcomes and Other Health Endpoints in Humans. *Environmental Research, 108*(2), 177-184. 10.1016/j.envres.2008.08.007.

4. Rochman CM, Browne MA, Halpern BS et al. (2013). Classify Plastic Waste as Hazardous. *Nature, 494*(7436), 169-171. https://doi.org/10.1038/494169a.

5. Wagner M, Oehlmann J. (2009). Endocrine Disruptors in Bottled Mineral Water: Total Estrogenic Burden and Migration from Plastic Bottles. *Environmental Science and Pollution Research International, 16*(3), 278-286. https://doi.org/10.1007/s11356-009-0107-7.

6. Carrigan MJ, Attfield SF. (2001). Environmental Labelling and Informed Consumer Choice: A Review. *Journal of Consumer Policy, 24*(2), 229-256. https://doi.org/10.1023/A:1010754111509.

7. Baumann H. (2019). Environmentally Sustainable Labels and their Influence on Consumer Behavior. *International Journal of Environmental Research and Public Health, 16*(8), 1421. https://doi.org/10.3390/ijerph16081421.

8. Yarahmadi M, Akbarzadeh A, Seidi S et al. (2018). Efficiency of Water Treatment Technologies for Removal of Heavy Metals and Contaminants of Health Concern from Drinking Water: A Review. *Science of the Total Environment, 619-620*, 1122-1140. https://doi.org/10.1016/j.scitotenv.2017.11.028.

9. Xie Y, Yan M, Liu H et al.(2021). Performance and Mechanism of Biological Activated Carbon for Removing Heavy Metals from Drinking Water: A Critical Review. *Science of the Total Environment, 773*, 145621. https://doi.org/10.1016/j.scitotenv.2021.145621.

10. Noppers EH, Keizer K, Brouwer R, Steg L. (2014). The Influence of Values on Appraisal and Emotional Reactions towards the Presence of Nuclear Power Plants. *Risk Analysis, 34*(7), 1272-1286. https://doi.org/10.1111/risa.12152.

11. Prati G, Pietrantoni L. (2016). The Influence of Values, Environmental Identity, Knowledge, and Gardening Experience on Ecological Behavior among Citizens in the Urban Area of Rome. *Environment and Behavior, 48*(6), 723-746. https://doi.org/10.1177/0013916514555153.

12. Clement J, Probst L, Oates CJ. (2018). Consumers Driving Sustainability: The Extent to Which Sustainability Preferences Drive Consumer Behaviour. *Journal of Cleaner Production, 187*, 952-969. https://doi.org/10.1016/j.jclepro.2018.03.295.

13. Ciliberti F, Carfora V. (2020). Consumer Preferences, Perceived Value, and Willingness to Pay for Eco-Labeled Products: Exploring the Potential for a Certifiable Ecolabel for the Campania Region, Italy. *Sustainability, 12*(6), 2382. https://doi.org/10.3390/su12062382.

Capítulo 21

1. Simopoulos, A. P. (2002). The Importance of The Ratio of Omega-6/Omega-3 Essential Fatty Acids. *Biomedicine & Pharmacotherapy, 56*(8), 365-379.

2. Dyall, S. C. (2015). Long-chain Omega-3 Fatty Acids and The Brain: A Review of The Independent and Shared Effects of EPA, DPA and DHA. *Frontiers in Aging Neuroscience, 7*, 52.

3. Mozaffarian D, Wu JH. (2011). Omega-3 Fatty Acids and Cardiovascular Disease: Effects on Risk Factors, Molecular Pathways, and Clinical Events. *Journal of the American College of Cardiology, 58*(20), 2047-2067.

4. de Baaij JH, Hoenderop JG, Bindels RJ. (2015). Magnesium in Man: Implications for Health and Disease. *Physiological Reviews, 95*(1), 1-46.

5. Schwalfenberg GK, Genuis SJ. (2017). The Importance of Magnesium in Clinical Healthcare. *Scientifica, 2017*, 4179326.

6. Serefko A, Szopa A, Poleszak E. (2016). Magnesium and Depression. *Magnesium Research, 29*(3), 112-119.

7. Abbasi B, Kimiagar M, Sadeghniiat K et al. (2012). The Effect of Magnesium Supplementation on Primary Insomnia in Elderly: A Double-blind Placebo-controlled Clinical Trial. *Journal of Research in Medical Sciences: The Official Journal of Isfahan University of Medical Sciences, 17*(12), 1161-1169.

8. Del Gobbo LC, Imamura F, Wu JH et al. (2013). Circulating and Dietary Magnesium and Risk of Cardiovascular Disease: A Systematic Review and Meta-analysis of Prospective Studies. *The American Journal of Clinical Nutrition, 98*(1), 160-173.

9. Veronese N, Watutantrige-Fernando S, Luchini C et al. (2016). Effect of Magnesium Supplementation on Glucose Metabolism in People With or at Risk of Diabetes: A Systematic Review and Meta-analysis of Double-blind Randomized Controlled Trials. *European Journal of Clinical Nutrition, 70*(12), 1354-1359.

10. Holick MF. (2007). Vitamin D Deficiency. *New England Journal of Medicine, 357*(3), 266-281.

11. Nair R, Maseeh A. (2012). Vitamin D: The "Sunshine" Vitamin. *Journal of Pharmacology & Pharmacotherapeutics, 3*(2), 118-126.

12. Jablonski NG, Chaplin G. (2010). Human Skin Pigmentation as an Adap-

tation to UV Radiation. *Proceedings of the National Academy of Sciences, 107*(2), 8962-8968.

13. Kennedy DO. (2016). B Vitamins and the Brain: Mechanisms, Dose and Efficacy—A Review. *Nutrients, 8*(2), 68.

14. Selhub J, Bagley LC, Miller J, Rosenberg IH. (2000). B Vitamins, Homocysteine, and Neurocognitive Function in the Elderly. *The American Journal of Clinical Nutrition, 71*(2), 614S-620S.

15. Pawlak R, Parrott SJ, Raj S et al. (2013). How Prevalent is Vitamin B12 Deficiency Among Vegetarians? *Nutrition Reviews, 71*(2), 110-117.

16. Black MM. (2008). Effects of Vitamin B12 and Folate Deficiency on Brain Development in Children. *Food and Nutrition Bulletin, 29*(2_suppl1), S126-S131.

17. Carr AC, Maggini S. (2017). Vitamin C and Immune Function. *Nutrients, 9*(11), 1211.

18. Davinelli S, Nielsen ME, Scapagnini G. (2018). Astaxanthin in Skin Health, Repair, and Disease: A Comprehensive Review. *Nutrients, 10*(4), 522.

19. Packer L, Witt EH, Tritschler HJ. (1995). Alpha-Lipoic Acid as a Biological Antioxidant. *Free Radical Biology & Medicine, 19*(2), 227-250.

20. Wu G, Fang YZ, Yang S et al. (2004). Glutathione Metabolism and its Implications for Health. *The Journal of Nutrition, 134*(3), 489-492.

21. Menon VP, Sudheer AR. (2007). Antioxidant and Anti-inflammatory Properties of Curcumin. *Advances in Experimental Medicine and Biology, 595*, 105-125.

22. Langsjoen PH, Langsjoen AM. (2014). The Clinical use of HMG CoA-reductase Inhibitors and the Associated Depletion of Coenzyme Q10. A Review of Animal and Human Publications. *Biofactors, 18*(1-4), 101-111.

23. Marcoff L, Thompson PD. (2007). The Role of Coenzyme Q10 in Statin-associated Myopathy: A Systematic Review. *Journal of the American College of Cardiology, 49*(23), 2231-2237.

24. Molyneux SL, Florkowski CM, George PM et al. (2008). Coenzyme Q10: An Independent Predictor of Mortality in Chronic Heart Failure. *Journal of the American College of Cardiology, 52*(18), 1435-1441.

25. Banach M, Serban C, Sahebkar A, et al. Lipid and Blood Pressure Meta-analysis Collaboration Group. Effects of coenzyme Q10 on Statin-Induced Myopathy: A Meta-analysis of Randomized Controlled Trials. *Mayo Clin Proc.* 2015 Jan;90(1), 24-34. doi: 10.1016/j.mayocp.2014.08.021. Epub 2014 Nov 14. PMID: 25440725

Capítulo 22

1. McEwen BS. (2007). Physiology and Neurobiology of Stress and Adaptation: Central Role of the Brain. *Physiological Reviews, 87*(3), 873-904.

2. Albert MA, Durazo EM, Slopen N et al. (2017). Cumulative Psychological Stress and Cardiovascular Disease Risk in Middle Aged and Older Women: Rationale, Design, and Baseline Characteristics. *American Heart Journal, 192*, 1-12.

3. Spruill TM. (2010). Chronic Psychosocial Stress and Hypertension. *Current Hypertension Reports, 12*(1), 10-16.

4. Novak M Björck L, Giang KW et al. (2013). Perceived Stress and Incidence of Type 2 Diabetes: A 35-year Follow-up Study of Middle-aged Swedish Men. *Diabetic Medicine, 30*(1), e8-e16.

5. Black PH, Garbutt LD. (2002). Stress, Inflammation and Cardiovascular Disease. *Journal of Psychosomatic Research, 52*(1), 1-23.

6. Dhabhar FS. (2014). Effects of Stress on Immune Function: The Good, The Bad, and The Beautiful. *Immunologic Research, 58*(2-3), 193-210.

7. Cohen S, Janicki-Deverts D, Miller GE. (2007). Psychological Stress and Disease. *JAMA, 298*(14), 1685-1687.

8. Melamed S, Shirom A, Toker S et al. (2006). Burnout and Risk of Cardiovascular Disease: Evidence, Possible Causal Paths, and Promising Research Directions. *Psychological Bulletin, 132*(3), 327-353.

9. Toker S, Shirom A, Shapira et al. (2005). The Association Between Burnout, Depression, Anxiety, and Inflammation Biomarkers: C-reactive Protein and Fibrinogen in Men and Women. *Journal of Occupational Health Psychology, 10*(4), 344-362.

10. Ahola K, Hakanen J, Perhoniemi R, Mutanen P. (2014). Relationship Between Burnout and Depressive Symptoms: A Study Using the Person-centred Approach. *Burnout Research, 1*(1), 29-37.

11. Bianchi R, Schonfeld IS, Laurent E. (2015). Burnout–depression Overlap: A Review. *Clinical Psychology Review, 36*, 28-41.

12. Salvagioni, D. A. J., Melanda, F. N., Mesas, A. E et al. (2017). Physical, Psychological and Occupational Consequences of Job Burnout: A Systematic Review of Prospective Studies. *PloS One, 12*(10), e0185781.

13. Rosenkranz MA, Lutz A, Perlman DM, Bachhuber DR, Schuyler BS, MacCoon DG, Davidson RJ. Reduced stress and inflammatory responsiveness in experienced meditators compared to a matched healthy control group. *Psychoneuroendocrinology*. 2016 Jun;68:117-25. doi: 10.1016/j.psyneuen.2016.02.013. Epub 2016 Feb 20. PMID: 26970711; PMCID: PMC4851883.

14. Khoury B, Lecomte T, Fortin G, Masse M, Therien P, Bouchard V, Chapleau MA, Paquin K, Hofmann SG. Mindfulness-based therapy: a comprehensive meta-analysis. *Clin Psychol Rev*. 2013 Aug;33(6):763-71. doi: 10.1016/j.cpr.2013.05.005. Epub 2013 Jun 7. PMID: 23796855.

15. Ross A, Friedmann E, Bevans M, Thomas S. Frequency of yoga practice predicts health: results of a national survey of yoga practitioners. *Evid Based Complement Alternat Med.* 2012;983258. doi: 10.1155/2012/983258. Epub 2012 Aug 14. PMID: 22927885; PMCID: PMC3425136.

16. Kiecolt-Glaser JK, et al. (2011). Omega-3 Supplementation Lowers Inflammation and Anxiety in Medical Students: A Randomized Controlled Trial. *Brain, Behavior, and Immunity, 25*, 1725-1734.

17. Boyle NB, Clare L, and Louise D. (2017). The Effects of Magnesium Supplementation on Subjective Anxiety and Stress—A Systematic Review. *Nutrients, 9.5*, 429.

18. Kennedy DO. B Vitamins and the Brain: Mechanisms, Dose and Efficacy-A Review. *Nutrients.* 2016 Jan 27;8(2):68. doi: 10.3390/nu8020068. PMID: 26828517; PMCID: PMC4772032.

19. Schneiderman N, Ironson G, Siegel SD. Stress and health: psychological, behavioral, and biological determinants. *Annu Rev Clin Psychol.* 2005;1:607-28. doi: 10.1146/annurev.clinpsy.1.102803.144141. PMID: 17716101; PMCID: PMC2568977.

20. Reblin M, Uchino BN. Social and emotional support and its implication for health. *Curr Opin Psychiatry.* 2008 Mar;21(2):201-5. doi: 10.1097/YCO.0b013e3282f3ad89. PMID: 18332671; PMCID: PMC2729718.

21. Golden, Jeannette, et al. (2016). Examining Relationships of Social Support and Social Integration with Health Among Older Adults. *The Gerontologist 56*(S3), S282-S292.

22. Gragnano A, Simbula S, Miglioretti M. Work-Life Balance: Weighing the Importance of Work-Family and Work-Health Balance. *Int J Environ Res Public Health.* 2020 Feb 1;17(3):907. doi: 10.3390/ijerph17030907. PMID: 32024155; PMCID: PMC7037206.

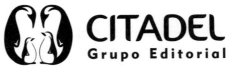

Livros para mudar o mundo. O seu mundo.

Para conhecer os nossos próximos lançamentos
e títulos disponíveis, acesse:

🌐 www.**citadel**.com.br

f /**citadeleditora**

📷 @**citadeleditora**

🐦 @**citadeleditora**

▶ Citadel – Grupo Editorial

Para mais informações ou dúvidas sobre a obra,
entre em contato conosco por e-mail:

✉ contato@**citadel**.com.br